MW01199026

El impacto de las emociones en el ADN

NATHALIE ZAMMATTEO

El impacto de las emociones en el ADN

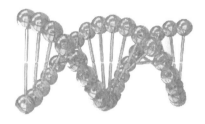

Ahora puedes escribir una nueva página
en tu historia y crear lo mejor para ti
y para tu salud.

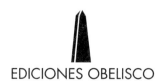

EDICIONES OBELISCO

Colección Salud y Vida natural
EL IMPACTO DE LAS EMOCIONES EN EL ADN
Nathalie Zammatteo

1.ª edición: noviembre de 2015

Título original: *L'impact des émotions sur l'ADN*
Traducción: *Pilar Guerrero Jiménez*
Maquetación: *Marga Benavides*
Corrección: *Sara Moreno*
Diseño de cubierta: *Enrique Iborra*

© 2014 Éditions Quintessence
(Reservados todos los derechos)
© 2015, Ediciones Obelisco, S. L.
(Reservados los derechos para la presente edición)

Edita: Ediciones Obelisco, S. L.
Pere IV, 78 (Edif. Pedro IV) 3.ª planta, 5.ª puerta
08005 Barcelona - España
Tel. 93 309 85 25 - Fax 93 309 85 23
E-mail: info@edicionesobelisco.com

ISBN: 978-84-9111-041-5
Depósito Legal: B-24.227-2015

Printed in Spain

Impreso en España en los talleres gráficos de Romanyà/Valls S. A.
Verdaguer, 1 - 08786 Capellades (Barcelona)

Prefacio

Nos prometieron la luna, el conocimiento último, el secreto de los dioses: más de cincuenta años después del descubrimiento de la estructura tridimensional de la doble hélice del ADN, por Watson y Crick, la secuenciación del genoma humano no ha aportado los resultados esperados. Esta decepción ha ofrecido, sin embargo, una vía de trabajo a los investigadores en epigenética.

«La epigenética es el estudio de los cambios en la actividad de los genes que se transmiten a través de las divisiones celulares y de las diversas generaciones, sin tratarse de mutaciones de ADN», según Vincent Colot del Instituto de Biología de la Escuela Normal Superior. Este enfoque sugiere que nuestras vivencias, nuestra forma de vida e incluso nuestra alimentación, es decir, el conjunto de nuestra relación con el entorno, influye en la herencia biológica que transmitimos.

En su obra, Nathalie Zammatteo, bióloga de formación, nos permite descubrir de manera clara y didáctica el universo de la epigenética y nos describe las diferentes investigaciones llevadas a cabo en el mundo animal y humano, concernientes a la incidencia de los traumas emocionales sobre el material genético.

Para ilustrar dicho proceso, nos propone echar un vistazo desde la concepción hasta la edad adulta de dos gemelas homocigóticas, para comprender la naturaleza de su parecido y las razones de sus diferencias.

Las circunstancias del nacimiento, desde la concepción hasta la expulsión, igual que los traumas vividos por las generaciones precedentes, son susceptibles de modificar el ADN, de encender ciertos interruptores genéticos y de apagar otros. Son capaces de afectar a la fisiología y a la expresión de la personalidad.

Elizabeth Blackburn, premio Nobel de Medicina del año 2009, y Elisa Epel, psiquiatra en la Universidad de California, demostraron desde 2004 que el ADN de las madres de niños que sufrían una enfermedad crónica grave, como autismo o IMC, presentaban signos de envejecimiento precoz (a nivel de telómeros, acortados como si fueran de 9 a 17 años más viejas que en realidad).

«Observamos, así, un nexo directo entre las emociones y lo que pasa dentro de la célula, y también hemos constatado que cuando el nivel de estrés disminuye ¡la longitud de los telómeros aumenta!» subraya Elissa Epel.

Dos siglos antes de Bruce Lipton, Jean-Baptiste de Lamarck nos había prevenido: en su punto de vista visionario, el entorno dicta un cambio benéfico para el individuo, que será transmitido a su descendencia. Esta «herencia de caracteres adquiridos» gobierna la evolución de las especies.

«Es la interacción entre el entorno y el ADN lo que determina lo que somos», nos plantea Nathalie Zammatteo.

Nuestras experiencias, nuestras emociones y nuestras acciones conforman la expresión de nuestros genes permanentemente.

Con la «dinámica emocional», postulamos que nuestras emociones están en el corazón de este proceso de interacción. Las emociones, que son las que nos permiten relacionarnos con nuestro entorno y adaptarnos a él, se transmiten parcialmente por el ADN y están íntimamente ligadas al nacimiento.

La implementación de matrices emocionales corresponde al proceso del nacimiento, desde la concepción hasta el momento de la expulsión. Es un momento crucial, determinante para la huella emocional que influirá en el desarrollo de la personalidad y de la identidad de un ser humano.

La epigenética abre nuevas perspectivas en términos de tratamiento porque algunas de esas huellas del *epigenoma* son reversibles. Evidentemente, la industria farmacéutica ya ha puesto el ojo en este mercado y ya saben que hay estudios que demuestran la eficacia del Prozac o del valproato en ciertos desórdenes psicológicos.

Otros estudios han demostrado la acción de la meditación, de la actividad física, de los masajes, de la risa o de la alimentación. Cada uno escoge la terapia que mejor le va.

Nathalie Zammatteo ha desarrollado una aproximación que conoce perfectamente por haberla experimentado como paciente antes de convertirse, ella misma, en terapeuta: la Coherencia Somato-Física©.

La CSF© es una técnica terapéutica desarrollada por la kinesioterapeuta belga Fabrice Charles, que permite detectar los bloqueos y memorias traumáticas del cuerpo mediante la lectura específica de nuestra biología.

La autora nos presenta una serie de testimonios, cada uno de ellos en relación con una de las etapas de proceso de nacimiento, lo que la convierte en tremendamente agradable. Tanto, que la conclusión de su obra es: **cada cual es capaz de encontrar la solución que le conviene.**

Y es verdad.

Doctor Jean-Pierre GARITTE,
médico psiquiatra y psicoterapeuta,
es coautor, junto a Jimmy EEREBOUT,
del libro *Matrices émotionnelles et révolution personnelle.*

La mente intuitiva es un don sagrado y la mente racional es un servidor fiel. Hemos creado una sociedad que honra al servidor y olvida el don.

ALBERT EINSTEIN

Agradecimientos

Me gustaría expresar mi reconocimiento a todas las personas que me han animado y ayudado a redactar esta obra, con una atención particular a los que aceptaron la tarea, fastidiosa, de releer las primeras versiones:

Marie y Frédéric, que me enseñaron a presentar la información de manera simple y abordable, dado que mi formación científica me conduce por la senda contraria.

Philippe, que ha convertido el texto en fluido, en parte gracias a las enseñanzas de Albert Camus.

Isabelle, por sus constructivos comentarios sobre la conclusión y, globalmente, sobre el fondo y la forma.

José, por su supervisión para hacer evolucionar los textos hacia su madurez.

Dominique, por sus comentarios sobre la introducción del libro y la forma de presentar la información.

Michèle y Brigitte, por haber aportado la última piedra del edificio. Sus comentarios y sugerencias me han sido de gran utilidad.

Quiero dar las gracias a mis padres, a mi familia, a los numerosos investigadores y terapeutas por sus enseñanzas y por las preguntas que suscitaron en mí.

Así mismo, deseo expresar toda mi gratitud a los pacientes a los que he tenido la suerte de acompañar. Sin ellos, este libro no habría sido posible.

Finalmente, quiero dar testimonio de mi gratitud hacia Fabrice, cuyas ideas y enseñanzas fueron determinantes en el transcurso de mi vida. Gracias a él hoy ejerzo el oficio de terapeuta.

Advertencia

Todos los ejemplos presentados en este libro están inspirados en casos reales recibidos en consulta. Para respetar la confidencialidad de los pacientes, los nombres y situaciones han sido voluntariamente modificados.

Las hipótesis y cuestiones expuestas en las páginas que siguen se fundamentan en hechos demostrados y publicados en la literatura científica. El lector que quiera saber más sobre el correspondiente sujeto, encontrará las referencias de las fuentes utilizadas en la bibliografía, al final de la obra.

Los puntos de vista presentados en este libro tienen el único objeto de informar al lector y de aportar elementos para una mejor comprensión de las enfermedades y su curación.

Los términos provistos de un asterisco están explicados en el glosario, hacia el final del libro.

Prólogo:
Un descubrimiento
que te concierne

Si yo te dijera que sólo con tomar conciencia de un problema de salud, tienes ya la capacidad de encontrar una solución al problema ¿qué te parecería?

Tanto si se trata de una indigestión, de una inflamación de rodilla, de una jaqueca, de una difícil relación de pareja o de la pérdida de un empleo, tienes la posibilidad de tomar conciencia hasta el punto que te inspire una solución adaptada.

¿Cómo es eso posible?
El secreto reside en la posible reprogramación del ADN.*

Al principio, todo ser humano sale de una sola célula resultante de la fusión de un óvulo y un espermatozoide. Dicha célula contiene un núcleo minúsculo. En ese núcleo se encuentran las cadenas de ADN, con sus 46 cromosomas. El ADN de esa primera célula es heredado, a medias de tu padre –a través de su espermatozoide– y a medias de tu madre –a través de su óvulo–. Lo cual convierte esa célula en completamente única, con un ADN único.

En la cadena de ADN de la primera célula se encuentra toda la información necesaria para dirigir el desarrollo de todo el organismo.

Dicha información está contenida en el ADN de una manera muy parecida a como lo está la información grabada en la memoria de un ordenador. El ADN no utiliza un lenguaje binario, pero sí un lenguaje cuaternario. Mientras que las unidades de información de un ordenador son el 0 y el 1, el ADN está codificado en forma de T (Timina), A (Adenina), C (Citosina) y G (Guanina). Estas unidades se denominan bases.

El ADN está constituido por dos cadenas enrolladas en forma de hélice y unidas entre sí por las bases. Se puede comparar el ADN a una escalera cuyos pasamanos son las cadenas (figura 1). Dichos pasamanos están constituidos de azúcares y de grupos de fosfatos. Los escalones son las bases y unen los pasamanos entre sí. Ése es el papel de las bases, unir la doble hélice. La adenina de uno de los escalones se une, solamente, a la timina, formando el escalón. Del mismo modo, la citosina se une sólo a la guanina.

Si tuvieras que leer toda la información almacenada en tu ADN, tendrías entre manos un libro con miles de páginas llenas de T, A, C, G. En efecto, tu ADN contiene más de 3 millones de pares de bases.

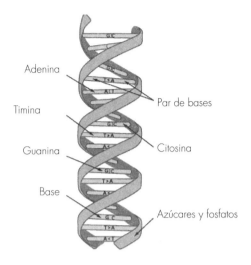

Adenina

Timina

Guanina

Base

Par de bases

Citosina

Azúcares y fosfatos

Figura 1. Representación del ADN.

Dado que el ADN es capaz de guiar el desarrollo de un organismo, los científicos pensaron que si se conocía la secuencia total del ADN humano, seríamos capaces de comprender mejor el funcionamiento del ser humano. En 1990, los investigadores iniciaron la investigación de la secuencia del ADN. Este proyecto finalizó en 2003 y se descubrió que el ADN tenía 22.000 genes,* que son las unidades funcionales del ADN. Los genes de cada persona son únicos y su conjunto forma lo que llamamos genoma.* Los genes orientan la construcción de los principales constituyentes celulares, es decir, las proteínas.*

Cuando los investigadores se dieron cuenta del carácter universal de la secuencia del ADN, pensaron que bastaría con modificar una parte de la cadena para modificar así el funcionamiento del cuerpo. En particular, cuando se observa un problema de funcionamiento en una parte, o sea, una enfermedad, debería ser posible corregirla cambiando el ADN. El mundo entero se puso a soñar con un futuro esplendoroso en el que el ser humano podría controlar su organismo cambiando las partes defectuosas de su ADN, como quien cambia las piezas de un coche. Se inventaron expresiones tales como «terapia génica».

Desgraciadamente, cuanto más se progresaba en la investigación del ADN, más cuenta se daban los investigadores de que las cosas eran mucho más complicadas de lo que habían imaginado.

Hoy sabemos que la secuencia de ADN es importante, pero no suficiente para explicar el desarrollo de un ser humano.

¿Cuál era, entonces, el eslabón que faltaba?

Si volvemos a la primera célula salida de la unión del óvulo y el espermatozoide, veremos que empieza por dividirse en dos células hijas, cada una de las cuales contiene una copia idéntica del ADN de la célula primigenia. Ambas células hijas vuelven a dividirse en dos células más cada una, y son entonces cuatro. Vuelven a dividirse las cuatro en ocho, siempre con copias idénticas del ADN de la primera célula. Con la siguiente división se consiguen ya dieciséis células. Entonces el zigoto tiene aspecto de masa redondeada parecido a una mora. En ese momento migra hacia el útero desde la trompa, prosiguiendo la división celular.

Tras este estadio, las células siguen dividiéndose, pero empiezan a especializarse según la tarea que les será requerida. Algunas se convertirán en células musculares, otras en dérmicas, otras en óseas, etc. Este proceso se denomina diferenciación celular. Tu organismo contiene más de 200 tipos de células diferentes.

De los cerca de 22.000 genes del ADN humano, cerca del 10 por 100 se expresarán en un cierto tipo de células concretas, por ejemplo, en las musculares. El 90 por 100 restante permanecerá en silencio.

> Un gen se expresa cuando puede ser leído, esto es, traducido a una proteína.

Esta diferencia de expresión es posible gracias a la presencia de proteínas en el ADN. El conjunto formado por el ADN y las proteínas se llama cromatina.* Estas proteínas permiten al ADN compactarse para que pueda encerrarse en el minúsculo núcleo de la célula. Un gen sólo puede ser leído si las proteínas que lo rodean se separan y dejan el campo libre para que el ADN pueda leerse.

¿Por qué ciertos genes pueden ser fácilmente leídos mientras que otros persisten en su silencio?

El ADN cuenta con una especie de interruptores que se encargan de esta función. Estos interruptores son tan importantes como los mismos genes. Los investigadores han contado, hasta el momento, cerca de 4 millones de interruptores en el ADN humano. ¡Recordemos que sólo hay unos 22.000 genes!

¿Quién controla estos interruptores?

Los interruptores están controlados por el entorno y la constante interacción con él. La ciencia que estudia estos interruptores y la interacción entre el ADN y el entorno se llama epigenética.* El conjunto de interruptores se llama epigenoma.*

Para saber más sobre la historia de la epigenética, *véase* el anexo II al final del libro.

El ADN no está solamente constituido por genes que deciden ellos solos lo que eres, lo que llegarás a ser, tus enfermedades. No te encierran en una especie de prisión genética* de la que jamás podrás huir. El hecho de que el gen mismo sea controlado por factores externos, que afectan a la cadena del ADN, prueba perfectamente que nada está totalmente determinado con antelación.

En efecto, descubrimientos recientes en epigenética demuestran que todo lo que forma parte de tu entorno (lo que comes, tus emociones, las vibraciones, tu actividad física) influye en la apertura o clausura de esos millones de interruptores en tu ADN, afectando incluso a tu salud.

> Los genes no son capaces de activarse por sí mismos, su activación depende de señales que provienen del entorno.

Dado que es el entorno el que controla los interruptores, si una situación determinada convierte a un gen en silencioso, un cambio de entorno puede restaurar su capacidad de expresión.

El secreto de la reprogramación del ADN reside en la reversibilidad del proceso.

En la actualidad, numerosos artículos científicos hablan de ello. Sin embargo, su contenido sólo es accesible a los expertos en la materia.

Desde hace poco, este tema se ha abordado en artículos divulgativos *(Science & Vie* 2010; *Pour la Science* 2012 y 2013; *La Recherche* 2012; *Le Monde,* 2012).

La información ya es accesible para todo el mundo.

El entorno es un ámbito de estudio muy amplio, así que yo me centro, para este libro, en el impacto de las emociones sobre el ADN. La misión que me mueve es hacer que la información llegue a todos.

¿Estás listo para empezar a leer?

Lo que te presento en las siguientes páginas es un viaje por tu interior. Cada uno tiene la posibilidad de ser actor en el regreso a su propio bienestar. Basta con pasar la página para que tu visión de la enfermedad cambie para siempre.

En el curso de este viaje, Marie y Lisa nos acompañarán. Siendo auténticas gemelas, empezaron su existencia con el mismo genoma exactamente. Sin embargo, según sus experiencias vividas, su epigenoma se va diferenciando cada vez más.

PRIMERA PARTE

El estrés emocional deja huellas en nuestro ADN

El entorno moldea nuestros genes

Marie y Lisa

Marie y Lisa son gemelas. Nacieron el 9 de mayo de 1979 y ahora tienen 36 años.

¿Por qué Marie y Lisa se parecen tanto?

Durante la fecundación del óvulo por el espermatozoide se formó el zigoto, pero se dividió inmediatamente en dos, de donde salieron Marie y Lisa. Su similitud resulta del hecho que ambas llevan exactamente el mismo ADN.

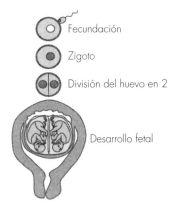

Figura 2. La concepción de gemelos.

La casa y los planos

Si nuestro organismo fuera una casa, el ADN serían los planos. Este bagaje contiene toda la información que permite fabricar un ser humano.

El ADN es el mayor banco de datos que pueda concebirse, comprendiendo todas las instrucciones que cada célula necesita para llevar a cabo la tarea que se le exige. Dicho de otro modo, cuando una célula quiere hacer una cosa, va al banco de datos que está en el interior de su núcleo, escoge el fichero que contiene las instrucciones precisas que le interesan, toma nota y luego ejecuta la tarea exactamente con toda la precisión que se indica en el fichero. Continuando con este símil, cada fichero representa una unidad funcional del ADN, es decir, un gen. El conjunto de todos los genes forma el genoma.

Por ejemplo, un gen encierra la información necesaria para la fabricación de los ojos, cuyo color tendrá en cuenta alguna de las características de la familia en particular a la que pertenezca el individuo.

Marie y Lisa

Marie y Lisa tienen exactamente el mismo ADN en cada célula de su cuerpo, por eso se parecen como dos gotas de agua.

Pero, a pesar de tanta similitud, Marie y Lisa presentan algunos caracteres externos que permiten diferenciarlas. Con 6 años, Marie lleva el pelo largo, pero Lisa lo prefiere corto.

Marie es delgada mientras que Lisa está más redonda.

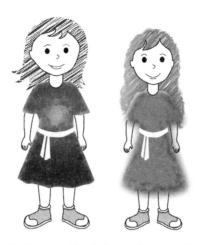

Figura 3. Presentación de Lisa, a la izquierda, y Marie, a la derecha, con 6 años.

¿De dónde provienen sus diferencias?

La casa, los planos y el capataz

Nuestro ADN está fijado desde nuestra concepción porque es la herencia recibida de nuestros padres. Pero está sometido a «influencias» externas.

Si nuestro organismo fuera una casa, nuestro genoma serían los planos de construcción. El epigenoma es el capataz de la obra. Es él quien da las órdenes indicando a los genes lo que tienen que hacer, en qué lugar tienen que actuar y en qué momento preciso. Pero el capataz puede estar mal aconsejado y puede decidir modificar los planos en el curso de la construcción.

Lo mismo pasa con nuestro cuerpo: los traumas, el estrés y la exposición prolongada a radiaciones o sustancias nocivas pueden influir en la lectura de la información. Estas influencias se hacen sentir durante un proceso de etiquetado de los interruptores, en el curso del cual, el interruptor se ve modificado por la acción de agentes químicos (por ejemplo de metilaciones).* Cuanto más precoces sean las experiencias traumáticas, más abundantes son las etiquetas. Un interruptor fuertemente etiquetado impide al gen que se exprese.

Para saber más sobre los principales mecanismos de la epigenética, *véase* el anexo 1 al final del libro.

¿Cómo modela los genes el entorno?
La jalea real de las reinas

En el mundo de las abejas, la reina empieza siendo como cualquier otra abeja. Pero el hecho de ser alimentadas exclusivamente con jalea real las hace evolucionar hacia las características físicas de reina, mientras que el resto de abejas son alimentadas con polen y miel y se convertirán en simples obreras. A pesar de que reinas y obreras comparten el mismo ADN, el de las reinas cuenta con etiquetas diferentes en los interruptores de más de 500 genes (Lyco *et al.,* 2010). Este ejemplo nos demuestra cómo un cambio en la nutrición puede inducir a un cambio visible a simple vista: la reina es más grande y tiene acceso a la reproducción, mientras que las obreras son pequeñas y estériles.

El ejemplo de las abejas nos enseña que los caracteres que diferencian la reina de las obreras no provienen de un cambio de genes. La diferencia está en la expresión de éstos: unos genes activos se esconden y permanecen en silencio.

Otros que estaban inactivos, salen a la luz y empiezan a expresarse con todos los casos intermedios posibles entre ambos extremos.

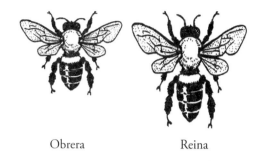

Obrera   Reina

Figura 4. Comparación de las características externas
de la obrera y de la reina en las abejas.

Las investigaciones llevadas a cabo desde hace veinticinco años por Bruce Lipton, autor del libro *La biologie des croyances,* demuestran que los genes no controlan nuestra biología (Lipton, 2006). Por el contrario, son controlados por factores externos a la célula, incluidos nuestros pensamientos y nuestras creencias.

La idea de que existe una fuente de información más allá de los genes es revolucionaria. Nuestro destino no estaría predeterminado de manera inmutable en el código del ADN. Lo que pasa alrededor de la célula, en el entorno, juega un papel determinante.

A partir de aquí, y aunque es verdad que nada puede producirse dentro de nuestro cuerpo o dentro de nuestra vida a menos que ya tengamos esa tendencia inscrita en los genes, nuestras células pueden escoger entre opciones infinitas para crear nuestra existencia física.

> Es la interacción entre el entorno y el ADN la que determina lo que somos.

Para descubrir cómo el entorno puede modelar nuestros genes, vamos a acompañar a Marie y Lisa desde su nacimiento hasta la edad de 33 años.

El condicionamiento emocional

Marie y Lisa

Lisa y Marie tienen 6 meses. Su mamá intenta comprender por qué Marie se alimenta poco y está delgada mientras que Lisa tiene hambre todo el tiempo y está rolliza.

Preguntándole a la mamá sobre el nacimiento de sus nenas, supe que nacieron prematuras por parto natural y tuvieron que entrar en incubadora. Marie nació con 1,5 kg de peso y Lisa con 2,2 kg.

¿Podría ser que el estrés del nacimiento hubiera jugado un papel determinante en su comportamiento frente a la comida?

Sin embargo, si hay una relación con el momento del nacimiento ¿por qué las gemelas se comportan de manera diametralmente opuesta frente a la alimentación?

Seguro que hay alguna otra cosa que deberíamos tener en cuenta…

Vamos a hacer preguntas.

Diversas investigaciones nos ponen sobre la pista, particularmente los trabajos de Michael Meaney, que se interesa desde hace años por el impacto de los cuidados maternos en el desarrollo de los cachorros de rata (Weaver *et al.,* 2004; Szyf *et al.,* 2005).

Los cuidados maternos afectan al desarrollo de los mamíferos.

Ratones amamantados o mal amamantados

Igual que los humanos, a las ratas les gustan los mimos. Los repetidos contactos físicos resultan de lo más agradable y los preparan para afrontar la vida. Los ratones abundantemente amamantados por sus madres reaccionan mucho mejor al estrés que los mal amamantados. Todo esto tiene lugar en la primera semana de vida. Una vez llegados a la edad adulta, las ratas que han recibido más cuidados y afecto tienen un comportamiento relajado y reaccionan normalmente al estrés. Por su parte, las ratas mal amamantadas y con poco afecto se muestran extremadamente nerviosas y se vuelven agresivas frente a cualquier agente estresante.

¿Es posible que unas simples caricias tengan el poder de influir en los interruptores epigenéticos?

Para responder a esta cuestión, Michael Meaney y su equipo han investigado la huella de los cuidados maternos hasta el cerebro de los ratones jóvenes. En la región del cerebro que gestiona las emociones (el hipocampo) se encuentra esta información. Esta parte del cerebro juega un papel importante en la forma de reaccionar de los mamíferos ante situaciones estresantes.

La respuesta al estrés

En caso de estrés, el organismo moviliza sus fuentes energéticas para entrar en acción (Selye, 1978). El resultado es la secreción de hormonas del estrés (adrenalina y cortisol).*
Una vez desaparece el peligro, estas hormonas disminuyen, el organismo rehace sus reservas y pasa al modo reposo.

Para ser eficaces, las hormonas del estrés deben unirse a lo que llamamos receptores.* Es como si las hormonas transportaran un mensaje en clave para comunicar a todas las células del organismo lo que deben hacer. Pero, para recibir dicho mensaje cifrado, es necesaria una buena cerradura (un receptor). Cuando el cortisol se une a los receptores adecuados, éstos pueden interactuar con el ADN celular activando los genes implicados en la respuesta al estrés.

Teniendo en cuenta lo importante que es el cortisol para diversas funciones biológicas, tiene receptores por prácticamente todo el organismo, incluso en el cerebro. Por ejemplo, si tienes que salir corriendo a toda pastilla, enviarás toda tu energía a los músculos para poder correr más rápido y se dará prioridad a los receptores situados en los músculos de las piernas.

La percepción de un agente estresante estimula el sistema de respuesta al estrés. Pero ¿qué la detiene? Como hemos visto, el cortisol se agarra a los receptores para poder funcionar. Dichos receptores están dotados de una especie de inteligencia propia y saben cuándo ya han hecho bastante.

Cuando ya se ha secretado suficiente hormona y ésta ha cumplido sus funciones, regresa al principio de la cadena del sistema de respuesta y se fija en los receptores que, esta vez, desactivarán los genes implicados. Los receptores del cortisol juegan, por consiguiente, un papel preponderante en la regulación de la respuesta al estrés porque permiten desencadenar, mantener o detener la respuesta.

Los cuidados prodigados por la madre a su hijo influyen en la actividad de un gen que produce receptores del cortisol. El análisis de los cerebros de las ratas ha demostrado que el gen está activo en las ratas bien amamantadas e inactivo en las ratas descuidadas.

En las ratas mimadas por sus madres, los receptores de cortisol (RC) están plenamente activos y juegan un papel determinante en el control de la respuesta al estrés, un poco como un termostato.

En las ratas descuidadas por sus madres, el regreso a la normalidad tras una respuesta al estrés no se produce porque el gen regulador está inactivo. Es la presencia de grupos metilos en el ADN de ratones lo que impide la producción de receptores. Como si el termostato se rompiera y no hubiera forma de controlar la temperatura. Consecuencia: incluso en ausencia de elementos perturbadores, los ratones viven en estrés constante.

Estos estudios nos demuestran que la manera de reaccionar en caso de estrés se programa en el curso de la primera semana de vida a través de los cuidados maternos y se asocia a un etiquetaje del gen de los receptores de cortisol, que persiste en la edad adulta.

En los mamíferos, la ausencia de mimos maternos aumenta la sensibilidad a la adversidad entre los pequeños. En entornos muy desfavorables, tales efectos pueden ser considerados como adaptativos porque aumentan las oportunidades de supervivencia hasta la edad adulta. Por otra parte, ello tiene un precio, en forma de aumento del riesgo de sufrir determinados tipos de afecciones en los adultos.

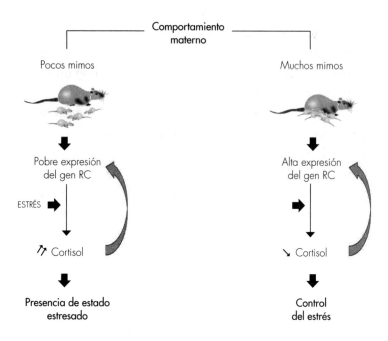

Figura 5. Correlación entre el comportamiento materno
y la respuesta al estrés de las crías de rata.

Podemos preguntarnos si dichos mecanismos biológicos pueden trasladarse al ser humano. Sabemos, desde hace tiempo, que las experiencias vitales traumáticas, particularmente las sufridas durante la infancia, ejercen una notable influencia en el desarrollo de problemas psiquiátricos. También sabemos que los genes, por ejemplo los de respuesta al estrés, juegan un importante papel en la aparición de problemas. Pero no se conocen los mecanismos biológicos a través de los cuales las experiencias de vida modifican la expresión de los genes. En la actualidad sabemos que de la rata al humano, estos mecanismos son muy parecidos. Los estudios realizados en humanos se abordarán en el próximo capítulo.

Marie y Lisa

Según este razonamiento ¿podríamos decir que la privación de cuidados maternos en el nacimiento deja huellas en el ADN de los gemelos?

Pero entonces ¿cómo es que Marie se alimenta poco y Lisa en exceso?

Estudiando el ADN de las ratas estresadas más de cerca, los investigadores se han dado cuenta de que los genes que llevan etiquetas epigenéticas están implicados en el circuito cerebral de la recompensa.

Ratas sensibles y ratas resistentes al estrés

Las ratas macho pacíficas han sido colocadas en presencia de ratas agresivas. Tras diez días de «persecuciones» por parte de sus congéneres, las ratas pacíficas empezaron a mostrar signos de depresión: no practican las actividades habituales que más les gustan (copular y comer). Se vuelven ansiosas y se encierran en sí mismas. No se aventuran e incluso puede que lleguen a comer muchísimo y se pongan obesas.

Aunque la depresión es frecuente en el ser humano, no todos los individuos son sensibles del mismo modo. Con las ratas pasa lo mismo. Aproximadamente un tercio de los machos enfrentados al estrés social cotidiano resisten bien a la depresión: aunque están sujetos al mismo estrés incesante, no muestran signos de repliegue sobre sí mismos ni de apatía, como en sus congéneres deprimidos.

En las ratas deprimidas, los investigadores han observado cambios en el etiquetaje de los genes implicados en el circuito de recompensa (Wilkinson *et al.*, 2009). Parece que el estado depresivo desactiva los genes que permiten a un animal sentirse bien, creando una especie de «cicatriz molecular». Numerosos cambios epigenéticos inducidos por el estrés en las ratas sensibles a la depresión no aparecen en las ratas resistentes. Por el contrario, éstas presentan modificaciones epigenéticas en otros genes del sistema de recompensa. Ello sugiere que dichas modificaciones protegen al animal y que la resistencia es más que una simple ausencia de vulnerabilidad. Esa adaptación contrarresta los efectos del estrés crónico.

Esos investigadores, igualmente, han descubierto que los genes protectores que se modifican en las ratas resistentes incluyen un buen número de genes cuya actividad es restaurada en las ratas depresivas cuando se las trata con antidepresivos. Un subconjunto de esos genes es conocido por su capacidad para aumentar la actividad del circuito de recompensa y evitar la depresión.

Marie y Lisa
¿Se podría decir que el ADN de Lisa ha sido etiquetado de manera diferente que el de Marie en cuanto al sistema de recompensa? Todo depende de lo que haya sido beneficioso para cada una de ellas.

Morir de placer
Se le pone a la rata una pequeña palanca conectada al cerebro. Cuando se acciona la palanquita, se produce una minidescarga eléctrica que activa su producción de endorfinas (antidolor natural) en el cerebro. Al principio, la rata acciona la palanca por casualidad, hasta que se da cuenta de que puede accionarla cuando quiera y obtener placer. Entonces empieza a apretarla cada vez más, frenéticamente incluso,

llegando a dejarse morir de placer porque se convierte en su único deseo y obsesión y deja hasta de comer.

El circuito de recompensa pasa por el ciclo «deseo-acción- satisfacción».

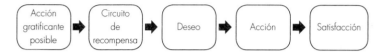

El circuito de recompensa es la base de lo que se llama aprendizaje por condicionamiento.

El aprendizaje es fundamental para la supervivencia. El cerebro resulta eficaz para prestar atención a lo que es importante en la vida cotidiana. Los nuevos datos deben tener un valor emocional y un contenido útil, de lo contrario el cerebro los ignorará.

Por ejemplo, mucha gente recuerda el lugar donde estaba cuando supo que habían asesinado al presidente Kennedy o en el momento de los atentados del 11 S de Nueva York. «Lo que llega al corazón se graba en la memoria a fuego», decía Voltaire.

El perro que babea al oír una campanilla

Se le presenta a un perro un cuenco lleno de comida y, al mismo tiempo, se hace sonar una campanilla (A). Babea abundantemente ante la comida. Tras haber repetido el experimento en sucesivas ocasiones, el perro asocia la comida al sonido de la campanilla. Llega un momento en que no se le presenta comida, pero se hace sonar la campanilla (B). En ese estadio, el perro está tan bien programado que babea sin ver comida alguna, sólo por efecto del sonido de la campanilla.

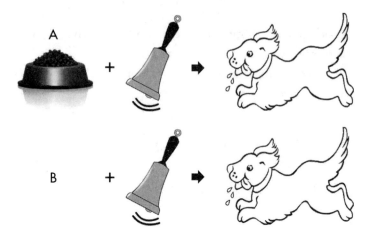

Figura 6. Principio del reflejo condicional.

Estas experiencias fueron realizadas por el médico y fisiólogo Yvan Pavlov (1849-1936) (Pavlov, 1927). El perro babea por reflejo al oír la campanilla. Ha asociado la musiquita con la presencia de comida. El objetivo de la saliva es el de preparar los alimentos para la digestión. Si el perro babea es porque espera recibir comida.

El primer paso es tomar conciencia de la razón por la cual el perro babea. Si babea es porque recuerda «la emoción» suscitada por la comida. Reacciona, por tanto, a una imagen (la de la recompensa) y no a la realidad, porque la comida no está presente. Un condicionamiento emocional es una respuesta automática a una emoción.

> Es importante comprender esta noción. Se reacciona ante una emoción, no ante una realidad tangible.

¿Y si el comportamiento de las gemelas frente a la comida fuera una respuesta adaptativa a la emoción suscitada por una recompensa?

Marie y Lisa

Recordemos que Marie apenas come y Lisa no piensa en otra cosa que en comer.

¿Cuál podría ser la emoción por la que Marie reacciona comiendo poco?

¿Cuál es el beneficio de comer poco?

Sabemos que Lisa nació la primera y que su madre lo pasó fatal para parirla. Una vez expulsada, la madre estaba tan cansada que no le quedaban fuerzas para expulsar a Marie. Afortunadamente, sólo pesaba 1,5 kg y era tan chiquita que la madre no tuvo que apretar mucho para sacarla.

¡El beneficio que sacó Marie de ser canija fue el de poder nacer y sobrevivir!

Entonces ¿cuál fue la emoción que llevaba a Lisa a comer desesperadamente como si no hubiera un mañana?

¿Cuál es el beneficio de sobrealimentarse?

A Lisa la metieron en la incubadora al poco de nacer, como a su hermana gemela.

El sentimiento de abandono pudo aparecer cuando tuvo hambre y su madre no estaba allí para alimentarla.

Sacar el máximo provecho de la comida es un medio para hacerse fuerte y grande lo antes posible.

El beneficio que sacó Lisa ganando peso rápidamente fue fundamental para su supervivencia, igual que ser canija lo fue para su hermana Marie.

El etiquetaje de nuestros genes

Marie y Lisa

Marie y Lisa tienen ahora 6 años.

Marie sigue siendo canija y Lisa cada vez más robusta, le saca a su hermana media cabeza.

Lisa no quiere ir al cole y se queja de dolor en la tripa.

Interrogando a las nenas, se averigua que ha habido un incidente reciente en la escuela. Marie explica que un alumno de secundaria, Eric, se burló de Lisa en la hora del patio: «Tú y tu hermana hacéis un buen dúo ¡la ramita y el mamut!». Lisa se puso a llorar y se fue a buscar a su hermana. Eric corría detrás de ella y seguía burlándose: «¡Además de gorda eres torpe y burra!».

Lisa no supo reaccionar en ese momento y se quedó petrificada allí.

Lisa y Marie fueron duramente insultadas por la misma persona, pero sólo afectó a Lisa hasta el punto de no querer ir a la escuela y tener dolores de barriga.

¿Por qué sólo Lisa se lo tomó tan a pecho?

Vamos a investigar más…

Además del circuito de recompensa que hemos visto en el capítulo precedente, existe el circuito del castigo.

Huir, luchar o no moverse

En una primera experiencia, se coloca una rata en una jaula de varillas separadas, unida por la puerta a otro compartimento. Una señal sonora y un *flash* luminoso se ponen en funcionamiento y, tras 4 segundos, se manda una corriente eléctrica a la caja de la rata. La puerta está abierta. La rata aprende rápidamente la relación entre las señales acústica y luminosa y la descarga eléctrica que recibe en las patas. No tarda en evitar el «castigo» largándose al compartimento de al lado. Apenas llega, se activan las señales, y cuatro segundos más tarde, llega la descarga. Entonces corre haciendo el camino inverso para cambiar de compartimento. La rata se ve sometida a este estrés durante diez minutos diarios durante ocho días consecutivos.

A la auscultación, su estado era excelente.

En una segunda experiencia, se colocan dos ratas en la jaula, pero la puerta de comunicación entre los compartimentos está cerrada. Sufrirán las descargas sin poder huir. Empezaron a pelearse y morderse entre ellas. Tras una experimentación de idéntica duración que la del anterior experimento, fueron auscultadas y, aparte de mordiscos y arañazos, su estado era excelente.

En un tercer experimento, una rata se colocó sola en la jaula, con la puerta cerrada. El resultado fue el mismo.

Al octavo día, los exámenes biológicos revelaron un descenso de peso notable, hipertensión arterial que perduró durante semanas y múltiples lesiones ulcerosas en el estómago.

Se trata de experimentos realizados por el biólogo Henri Laborit (1914-1995) con ratas (Laborit, 1979).

El circuito de castigo, mediante la respuesta de huida o combate, lleva al organismo a preservar su equilibrio interior mediante la acción.

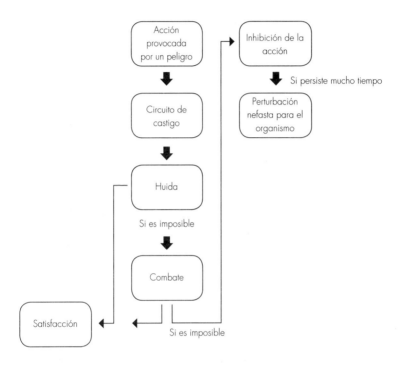

Figura 7. Ilustración del circuito de castigo y de inhibición de la acción.

Cuando la huida o el combate son imposibles, la inhibición de la acción es la última alternativa para asegurar la supervivencia.

Pensemos, por ejemplo, en un erizo que se hace una bola cuando se le aproxima un depredador. Permanecer impasible e inmóvil esperando que el depredador se canse le salva la vida, a condición de que dicha inmovilidad no dure demasiado tiempo.

Marie y Lisa

Mientras que Marie pasó de las burlas de Eric, Lisa permaneció «en tensión» en el momento y el lugar: se sintió humillada por las palabras de Eric. En efecto, es una chica gruesa, torpe y tiene muchas dificultades para escribir.

Entonces la madre de Lisa se puso en contacto con el tutor de Eric para explicarle lo que había pasado. A Eric lo sancionaron y lo obligaron a disculparse con Lisa. Luego la niña se relajó y volvió a ir al cole normalmente.

Los resultados obtenidos con las ratas ¿pueden ser extrapolable a los humanos?

Una espina en la cabeza

Los niños maltratados corren mucho más riesgo de poner fin a sus días en edad adulta. A causa de ello, los traumas de los que son víctimas quedan inscritos en su ADN.

Estaban condenados a la desesperanza. Una desesperación profunda, tan intensa que, de adultos, no son capaces de continuar viviendo. La susceptibilidad al suicidio está inscrita en el cerebro de esas personas cuya infancia ha sido salpicada por severos episodios de maltratos. El cerebro de la gente maltratada durante la infancia muestra etiquetas epigenéticas que no aparecen en la gente que no ha sufrido violencia con poca edad.

De la rata al humano, los mecanismos son semejantes. En los estudios con ratas, Michael Meaney encontró ciertos mecanismos de ese tipo. Más recientemente, Patrick McGowan y su equipo han descubierto, por primera vez, que tales mecanismos también se encuentran en los humanos. Su estudio, hecho a partir de cerebros de personas que se suicidaron, demostró que los malos tratos sufridos durante la infancia alteran, de forma perdurable, el mismo gen implicado en la respuesta al estrés que el gen estudiado en las ratas. Es la región del cerebro que gestiona las emociones la que se ve nuevamente implicada. Este descubrimiento fue publicado en marzo de 2009 en la prestigiosa revista *Nature Neuroscience* (McGowan *et al.,* 2009). Estas personas tienen, naturalmente, unas tasas de cortisol elevadas, lo que suele ir asociado a un estado depresivo profundo. Al afectar a los genes que pueden luchar contra tensiones y traumas precoces, se altera la capacidad de superar las dificultades, favoreciendo el cuadro suicida.

Basándose en extracciones de sangre, un equipo de investigadores de la Facultad de Medicina de la Universidad de Ginebra (UNIGE) llegó a la misma conclusión. En humanos, el maltrato en la infancia provoca desarreglos en el gen asociado al receptor de cortisol, lo cual perturba la gestión del estrés en edad adulta. Dicha perturbación puede desencadenar el desarrollo de psicopatologías (Perroud *et al.,* 2011). Participaron en el estudio 101 sujetos adultos que sufrían un problema *borderline* caracterizado por una insensibilidad en las relaciones interpersonales, las emociones y la impulsividad. Los investigadores observaron un porcentaje sensiblemente más elevado de modificaciones epigenéticas en el ADN de los sujetos que fueron maltratados en la infancia (abusos físicos, sexuales y emocionales, carencias afectivas) en relación a los que no sufrieron abusos.

«Además, descubrimos que la severidad de los abusos también debe tenerse en cuenta, dada su importancia, porque a mayor severidad más considerable es la metilación del gen», precisa Ariane Giacobino, del Departamento de Medicina Genética y Desarrollo de la UNIGE.

Estos resultados han sido confirmados por un equipo americano que examinó la metilación del gen del receptor de cortisol a partir de una extracción sanguínea en 99 adultos con buena salud, algunos de los cuales habían sufrido un importante estrés en su infancia: muerte de un progenitor o maltrato. Demostraron que ese grupo de adultos sufría un aumento de la metilación del gen codificante para el receptor (Tyrka *et al.*, 2012).

¿Hay otros estudios que demuestren que una excesiva producción de hormonas del estrés puede tener repercusiones en la salud humana?

Otros estudios demuestran que el hecho de estar en contacto con elevadas tasas de cortisol durante el embarazo puede marcar el ADN del bebé, haciéndolo más vulnerable en caso de estrés. Se pueden observar comportamientos ansiosos, depresivos e incluso esquizofrénicos (Oberlander *et al.*, 2008; Khashan *et al.*, 2008).

Finalmente, un estudio reciente ha demostrado que existe una relación directa entre el estrés vivido por la madre durante el embarazo, el grado de marcaje de su ADN y el de su hijo cuando llega a adolescente. Basándose en extracciones de sangre, se vio que los adolescentes hijos de madres que fueron maltratadas durante el embarazo tiene el gen relacionado con el receptor del cortisol fuertemente metilado, lo cual desencadena problemas de comportamiento (Radke *et al.*, 2011).

En resumen, estos estudios demuestran que las emociones pueden modificar los «interruptores» epigenéticos durante el embarazo, la primera semana de vida y la infancia.

¿Puede dejar el estrés otras marcas en el ADN?

Cromosomas que se *acortan* en madres estresadas

El ADN de madres que han tenido un hijo con buena salud se ha comparado con el de las madres que han parido hijos con alguna enfermedad grave y crónica, como el autismo (Epel *et al.*, 2004).

En las madres que viven un estrés psicológico* crónico, el ADN presenta signos de envejecimiento precoz. Concretamente, lo que se ve afectado es la extremidad de los cromosomas.

En efecto, en el núcleo de las células, el ADN está compactado en forma de cromosomas, en la extremidad de los cuales se encuentran unos capuchones llamados telómeros* que los protegen de la erosión de las diversas divisiones celulares. Se puede establecer un paralelismo entre los telómeros y las extremidades plastificadas de los cordones de zapatos, que les impiden deshilacharse. Los telómeros se van haciendo más pequeños a medida que las células envejecen. Pero en esas madres estresadas, los telómeros son anormalmente cortos; reflejan un envejecimiento acelerado de entre 9 y 17 años.

¿Cómo puede el estrés acortar la extremidad de los cromosomas?

Esos mismos investigadores han demostrado que una tasa elevada de cortisol está asociada a una reducción de la actividad de la telomerasa,* la enzima encargada de restaurar la longitud de los telómeros (Epel *et al.,* 2006). Dichos estudios demuestran nuevamente que el estrés emocional puede etiquetar el ADN.

En el curso de esta primera parte, hemos visto que el estrés emocional puede dejar huellas en nuestro ADN. En la segunda parte, vamos a ver en qué medida dichas huellas pueden transmitirse a nuestros hijos.

SEGUNDA PARTE

La transmisión
a la descendencia

Etiquetas que se transmiten a la descendencia

Marie y Lisa

Lisa tiene ahora 30 años.

Quiere encontrar pareja y tener hijos, pero no lo consigue por mucho que lo intente.

Se pregunta también sobre su hermana, que se casó y tras cinco años de matrimonio tiene dos hijos. ¿Cómo puede ser que su hermana gemela haya conseguido con tanta facilidad su alma gemela mientras que ella no ha conseguido que un novio le dure más de tres meses? Dice que sólo encuentra hombres dependientes que quieren vivir a costa de ella.

Lisa también se pregunta si su aspecto físico tendrá algo que ver. Es una mujer masculina: muy alta, muy robusta y se pone agresiva en caso de estrés.

Decide investigar en la familia para comprender por qué está tan bloqueada en su trayectoria vital.

Confecciona su genosociograma, que es como un árbol genealógico especial que prioriza los hechos traumáticos y los episodios dramáticos tales como enfermedades, nacimientos, accidentes, bodas, muertes y sus causas, poniendo de manifiesto los lazos afectivos (Schützenberger, 2002) probables entre los acontecimientos, las fechas, las edades o las situaciones. Permite descubrir la coincidencia de fechas, edades y las repeticiones. Permite, así mismo, descubrir secretos familiares.

En su libro, Anne Ancelin Schützenberger nos dice que los acontecimientos que forman parte de secretos familiares suelen ser rumores, enfermedades vergonzantes, violaciones, incestos, infanticidios, muertes, peleas, ruinas y confinamientos.

Para su sorpresa, Lisa descubrió un secreto de familia.

Su bisabuela materna tuvo una hija fruto de una violación. Luego se casó y tuvo una segunda hija. Sólo la segunda hija, la legítima, tuvo descendencia. Tras cuatro generaciones, las mujeres sólo paren hijas, siempre dos, de las cuales la mayor es masculina y la menor femenina. Las mayores y masculinas se quedan solteras o se casan con hombres pusilánimes a los que dominan.

Comprendió entonces que su imagen del hombre estaba distorsionada. No había ni un solo descendiente masculino en cuatro generaciones.

¿Podría decirse que hay una selección de mujeres fuertes entre las mayores para que el episodio de la violación no pueda repetirse nunca más?

Tras este testimonio, se ve que algunos caracteres se han transmitido a la descendencia.

Pero, entonces ¿cómo se produce una transmisión así?

¿Las cicatrices emocionales pueden transmitirse de una generación a otra?

Michael Meaney se preguntó si la impronta de los mimos maternos en el cerebro de las crías de rata puede transmitirse a las generaciones futuras. Sus estudios en ratas han demostrado que el comportamiento materno influye en las etiquetas epigenéticas y que su efecto puede transmitirse de una generación a otra.

¿Cómo pueden transmitirse las etiquetas epigenéticas a la descendencia?

Los bebés nacen sensibles al estrés porque los genes implicados en la respuesta al estrés están dotados de grupos metilo inhibidores. Si esos bebés son criados por una madre solícita y cariñosa, sus genes estarán menos metilados, lo que hace a los bebés más calmados. Cuando esos pequeños sean adultos, serán también padres solícitos y cariñosos. Por el contrario, si los peques son criados por madres nerviosas, enfadadas o pasivas, sus genes llevarán más etiquetas «metilo». Serán adultos nerviosos y padres negligentes.

> Las ratas heredan, de alguna manera, ciertos esquemas comportamentales de sus madres y perfiles epigenéticos asociados.

El comportamiento materno se imprime en el cerebro de los bebés en la primera semana de vida y se transmite de una generación femenina a otra, modificando así su reactividad en caso de estrés (Francis *et al.*, 1999). La transmisión ha sido estudiada en tres generaciones. Aquí tenemos un ejemplo de transmisión comportamental por aprendizaje que no pasa por las células reproductoras.

Tales resultados aún no han sido publicados en relación a humanos, pero no van a tardar. Durante una entrevista dada en enero de 2012, el doctor Giacobino, de la Universidad de

Ginebra, declaró que en humanos, las modificaciones químicas del gen del receptor del cortisol se perpetúan por lo menos durante tres generaciones. Las tres generaciones estudiadas son las de la abuela, la madre y la nieta. La abuela tuvo un marido que abusó sexualmente de su hija (la madre). De dicho abuso nació una niña (la nieta) producto del incesto. Se hizo una analítica de la metilación en estas tres generaciones. La que sufre la cicatriz más grande es la nieta. El gen de la abuela, profundamente traumatizado, está menos marcado que el de la madre, que sufrió el abuso. Pero la nieta (que jamás ha sufrido malos tratos ni abusos de ningún tipo) tiene la cicatriz mayor en el genoma de todas sus células.

Si las etiquetas epigenéticas pueden transmitirse de la madre a los hijos mediante el aprendizaje de comportamientos sin pasar por las células reproductoras, también es posible, en determinadas condiciones, que se hereden metilaciones de uno de los progenitores y sean transmitidas a la descendencia a través del óvulo o el espermatozoide. Este segundo método de transmisión es el que abordaremos seguidamente.

¿Habrías imaginado alguna vez que el hecho de que tus abuelas sufrieran una hambruna estando en período de gestación o cuando eran pequeños tuviera algún efecto sobre tu destino dos generaciones después? Esto es lo que un grupo de investigadores ha podido demostrar con claridad examinando la descendencia de las personas que sufrieron hambre.

En Holanda, durante el invierno de 1944, los nazis interrumpieron el transporte de suministros e inundaron las tierras del oeste del país. Llegó entonces una hambruna sin precedentes. La extraordinaria calidad de los archivos holandeses permitió a los investigadores obtener datos sólidos sobre las repercusiones de la hambruna. Un estudio conducido por la Universidad de Columbia, EE. UU., en 1992 analizó los efectos del hambre en bebés concebidos en ese período (Lumey, 1992). Las madres no ingerían más de 500 kcal al día; los investigadores constataron que sus hijos tuvieron un peso, al nacer, inferior al peso medio. Todo ello no tiene nada de sorprendente teniendo en cuenta el contexto. Lo que sí sorprende es que los hijos de aquellos niños también nacieron con bajo peso a pesar de que las madres se alimentaron correctamente. Ello implica que la hambruna se transmitió a los bebés, incluso sin que sus madres la hubieran sufrido.

Estos estudios epigenéticos aparecieron cuando los científicos se lanzaron a la búsqueda de los genes modificados en personas que habían sufrido hambruna. ¿Podía el ADN modificado explicar las diferencias existentes entre los supervivientes?

En 2009, un equipo arrojó luz sobre un tema con un resultado interesante: analizando ciertas células sanguíneas de adultos que habían sufrido hambruna *in utero,* los investigadores descubrieron etiquetas epigenéticas anormales en el gen de codifica un factor indispensable para el desarrollo del feto (Tobi *et al.,* 2009). Resulta que dicho gen está metilado de manera distinta entre las personas que sufrieron hambruna, en comparación con las que no la sufrieron. Este gen forma parte de un grupo de aproximadamente cincuenta genes que resultan esenciales para la supervivencia del feto y están implicados en un proceso de reprogramación del epigenoma.

Dicha reprogramación se pone en funcionamiento en el ADN parental, en el curso de la maduración del óvulo y el espermatozoide. Durante esa reprogramación, los interruptores encuentran en el ADN su potencial de apertura tras el borrado de grupos metilos. Todos los genes pueden, potencialmente, expresarse en esa fase. Luego, los interruptores retoman su conformación inicial, algunos genes podrán expresarse y otros no, con la ayuda de nuevos grupos metilos en el ADN. La reprogramación se opera alrededor de 72 días antes de una eventual fecundación en los hombres, y cada 28 días en la mujer (Lucifero *et al.*, 2004).

Ahora bien, ya hemos visto que la apertura o clausura de esos millones de interruptores del ADN depende del entorno. Si en el curso de la reprogramación del epigenoma, vivimos un estrés emocional intenso, éste influirá la manera en que los interruptores se reprogramen.

Dicho mecanismo nos enseña que es posible inscribir cosas nuevas en el ADN parental que podrían transmitirse al ADN de las siguientes generaciones. ¿Y si el cambio consistiera en adaptarse mejor al medio en que los padres evolucionan, siendo entonces el estrés una adaptación al medio? Por ejemplo, un niño que nace en Alaska no tendrá las mismas necesidades adaptativas al clima que otro nacido en el Amazonas.

Tras la fecundación sucede una segunda reprogramación del epigenoma, justo antes del proceso de diferenciación celular. Esta segunda reprogramación hace posible una adaptación de la expresión de los genes del feto a su entorno inmediato.

Los científicos aún no están seguros de poder huellas la cadena de causalidades específica entre las etiquetas epigenéticas, los genes y la vida de las personas concernidas por la hambruna. Pero el hecho de que el epigenoma sea reprogramable en dos momentos clave durante la concepción del feto constituye una causa probable de transmisión de genes etiquetados diversamente, en respuesta a la presión del entorno.

A partir de ahí, el código genético no se manifiesta como una dictadura mecánica, sino como un proceso dinámico mediante el cual se transmiten caracteres adquiridos. Esta observación recuerda los trabajos de Jean-Baptiste de Lamarck (1744-1829), autor de la teoría de la evolución de las especies, que estipulaban que los caracteres adquiridos por una especie en el curso de una generación, por influencia del entorno en que viva, son transmisibles a la siguiente generación.

A lo largo de esta segunda parte, hemos visto que las huellas dejadas por el estrés en el ADN pueden transmitirse, bajo ciertas condiciones, a las siguientes generaciones. Actualmente sabemos que existen dos formas de transmisión de etiquetas, por una parte la transmisión genética de las metilaciones y, además, el aprendizaje comportamental.

En la tercera parte de la obra, vamos a ver en qué medida dichas huellas pueden ser borradas del ADN.

TERCERA PARTE

Borrar las cicatrices emocionales de nuestro ADN

La reversibilidad de las etiquetas epigenéticas

¿Se pueden borrar las etiquetas epigenéticas del ADN?
Durante algún tiempo se creyó que las etiquetas epigenéticas eran irreversibles porque las metilaciones son estables. Podemos observar metilaciones en momias de 5000 años. Pero, en la actualidad, los nuevos descubrimientos revelan que dichos fenómenos son reversibles. En efecto, diversos medios permiten devolver el ADN a su estado inicial.

> Eso significa que no estamos «sometidos» a nuestros genes, sino que tenemos el poder de actuar sobre ellos (Lipton, 2006).

En su estudio llevado a cabo con ratas, los profesores Szyf y Meaney siguieron su investigación para ver si el comportamiento de las ratas podía invertirse. Demostraron que se podían anular los efectos causados por el estrés en el cerebro de las ratas adultas dándoles ciertos medicamentos como la tricostatina A, medicamento utilizado para regular los problemas de ánimo en determinadas psicosis. Ese medicamento tiene por efecto la reparación de los «interruptores defectuosos» que impiden al gen del receptor del cortisol expresarse convenientemente.

Pero, resulta que un simple cambio de entorno también puede dar resultados positivos. Si se pone al cachorro de una rata poco afectuosa al cuidado de una madre adoptiva de buenos hábitos, que lo amamanta a demanda, acaba por desarrollarse normalmente. Ya se trate del destino de una cría de rata como de un niño, éste nunca está sellado en su ADN (Weaver *et al.*, 2007).

Además, las crías «toqueteadas» tras su nacimiento desarrollan la capacidad de producir más endorfinas en edad adulta (Kiosterakis *et al.*, 2009). Esas hormonas tienen una acción analgésica y procuran sensación de bienestar placentero. Las ratas manipuladas con afecto están mejor preparadas para afrontar el estrés.

¿Pasa lo mismo con el acortamiento de los cromosomas?
El proceso de acortamiento de las extremidades de los cromosomas (telómeros) también puede invertirse si el nivel de percepción del estrés disminuye en los individuos que han vivido un estrés psicológico intenso.

Actividades como la práctica de la meditación o la relajación ofrecen al cerebro una percepción calmante del entorno.

La meditación ralentiza el proceso de envejecimiento celular contrarrestando los efectos del estrés en la actividad de la telomerasa y la longitud de los telómeros (Epel *et al.*, 2009; Jacobs *et al.*, 2010). Esta investigación relaciona el bienestar con el aumento de la actividad de la telomerasa en las células del sistema inmunitario. En un estudio de 2010, los investigadores midieron la actividad de la telomerasa en un grupo de participantes que habían practicado meditación intensiva, durante un retiro de tres meses, y en otro grupo testigo que no practicó meditación alguna. Se observaron notables beneficios psicológicos en el grupo que meditó, además de una actividad de la telomerasa un tercio más elevada en los glóbulos blancos respecto del grupo que no había meditado.

La actividad física practicada regularmente también ralentiza el acortamiento de los telómeros (Puterman *et al.*, 2010).

Reflexiones para la recuperación de la salud

Plasticidad neuronal

Los desequilibrios que conducen a la enfermedad son reversibles incluso si su origen se remonta al nacimiento. Este fenómeno es ahora conocido como plasticidad neuronal, mecanismo por el cual el cerebro es capaz de modificarte a través de la experiencia. Dicho fenómeno interviene durante el desarrollo embrionario, la infancia, la vida adulta y las condiciones patológicas (lesiones y enfermedades). 100 millones de neuronas,* 10.000 conexiones por cada una de ellas, 1 billón de conexiones recorridas por impulsos eléctricos a la vertiginosa velocidad de 300 km/h: una inmensa red cerebral es la sede de modificaciones continuas. Nuevas células son engendradas. Las conexiones poco utilizadas desaparecen y otras, más solicitadas, se refuerzan. Circuitos neuronales son activados o desactivados dependiendo de las necesidades. Por ejemplo, tras un accidente vascular, cerebral, el cerebro se reorganiza espontáneamente. La plasticidad cerebral aumenta tras el estrés. La plasticidad del cerebro es la base de los mecanismos de condicionamiento, de la memoria y del aprendizaje (Kandel, 2000). Así se comprende que si una experiencia deja huellas en nuestro sistema nervioso,* no estamos forzosamente condenados a volver a tropezar con la misma piedra.

> Nuestros comportamientos pueden reeducarse, nuestro cerebro se puede remodelar y nuestras etiquetas epigenéticas se pueden invertir. Algunas trampas del pasado pueden desactivarse para mayor beneficio de nuestra salud.

Reconciliar la parte consciente y la inconsciente del condicionamiento emocional

La constante del medio interior es la condición de una vida libre.

Claude BERNARD

El equilibrio de nuestro medio interior (glucemia, temperatura, tasa de sal en sangre, etc.) a pesar de las condiciones de vida exteriores (calor, frío…) es una condición esencial para la supervivencia del individuo. A este equilibrio dinámico se le denomina homeostasis.*

Son los reflejos de supervivencia dirigidos por el sistema nervioso simpático,* los que permiten mantener dicho equilibrio. En este equilibrio dinámico se lleva a cabo una competición de dos acciones opuestas, por ejemplo la de comer mucho o comer poco. Se selecciona uno de los polos de acción si se considera ventajoso para la supervivencia del individuo.

Marie y Lisa

Lisa tiene pareja desde hace un año. Tiene 33 años. Quiere adelgazar y no lo consigue.

En cuanto pierde un kilo, gana dos al poco tiempo.

En el transcurso de la consulta, dice que ha ganado más peso del que tenía cuando empezó la dieta. Pero, cuando lo dice, pone una sonrisa amplia sin darse cuenta. El lenguaje de su cuerpo y la emoción que expresa están en franca contradicción con su deseo de adelgazar. El hecho de ganar peso alivia, manifiestamente, su ansiedad.

Recordemos que nació prematuramente y que estuvo en la incubadora. El hecho de ser arrancado de su madre debe de ser dramático para un recién nacido porque se ve privado de los cuidados primordiales como la alimentación y la protección. El poco peso que tuvo al nacer podía ser un inconveniente mayor para su supervivencia. Parece lógico pensar que, como reacción a su poco peso, el cuerpo intentara ganar peso a toda costa. Cuando más engorda Lisa, más se aleja del estrés de su nacimiento y más recompensada se siente. Tiene todas las dificultades del mundo para perder peso porque esa situación la devuelve a su estrés inicial.

En Lisa, el condicionamiento emocional podría titularse: «comer es bueno para mi supervivencia». Si el condicionamiento emocional se mantiene, el comportamiento también. La recompensa que busca permanentemente es comer cuando tiene hambre. Está tan bloqueada que no se da cuenta de que el sobrepeso está intentando solucionar algún problema escondido. Sólo cuando lo reconozca podrá cambiar y reemplazar el exceso de alimentos por otra cosa que le produzca un placer igual o mayor, como la práctica de un deporte o actividad que le guste.

La comprensión del sentido que tiene un condicionamiento permite poder actuar sobre él. Entonces podremos escoger la modalidad de la respuesta y ponerla en marcha.

Respuesta biológica adaptativa a un estrés (sobrepeso) => toma de conciencia => elección de una nueva respuesta (deporte) => pérdida de peso.

Curarse es salir del raíl de la respuesta automática del condicionamiento y escoger libremente una respuesta diferente.

Si tenemos sobrepeso, el primer paso para perderlo es averiguar por qué nuestro organismo se ha puesto a acumular reservas innecesarias como respuesta a una adaptación y no ha buscado otra respuesta.

Aceptando el sobrepeso y comprendiendo su sentido podremos adoptar un nuevo comportamiento que presente beneficios más grandes que los que nos procuran los alimentos.

¿Por qué tenemos tantas dificultades para cambiar?
Cambiar significa modificar el equilibrio de nuestro medio interno. Es lo más difícil desde el punto de vista biológico

porque este equilibrio se controla de manera involuntaria e inconsciente desde el sistema nervioso simpático.

Cambiar es como ponerse en peligro, entrar en algo desconocido, con un nuevo funcionamiento que nunca se ha probado con anterioridad.

Si recuperamos el ejemplo del perro de Pavlov, ¿cómo podríamos condicionarlo de otro modo? Desprogramarlo no tendría sentido. No se puede desaprender lo que tiene pleno sentido en un momento dado. Sin embargo, sí que se puede aprender algo nuevo. Podríamos, por ejemplo, reeducar al perro mediante un estímulo más agradable que la presentación de comida. Por ejemplo, cada vez que la campana suene, lo sacamos a pasear. Tras la reeducación, en lugar de babear, irá a buscar la correa y meneará el rabo.

Marie y Lisa

Volviendo a Lisa, el hecho de comprender el sentido de su sobrepeso le permitió perder peso sin recuperar los kilos perdidos. Le cogió el gusto al deporte, estabilizó su peso y empezó a sentirse bien en su piel.

Hay numerosas herramientas terapéuticas para acompañarte en la reconciliación con la parte consciente e inconsciente del condicionamiento emocional, así como en la implementación de una solución adaptada.

Candace Pert, autora de *Les molécules de l'émotion,* dice que las emociones son el nexo entre el cuerpo y el pensamiento (Pert, 2007).

Durante una conferencia, le preguntó a un joven que había en la sala:

«¿Cuántas personas son necesarias para cambiar un rollo de papel higiénico?».

La pregunta resultó embarazosa para ese joven y el pobre respondió que no lo sabía, poniéndose como un tomate.

Este ejemplo muestra, a las claras, el estrecho lazo que existe entre el cuerpo, el pensamiento y la emoción manifestada. Podemos hablar de una unidad cuerpo-emoción-pensamiento.

Candace Pert explicó también que el pensamiento no domina al cuerpo, sino que es nuestro propio cuerpo, nuestras células mismas las que están traduciendo la información del pensamiento en una realidad física. Cuerpo y mente son una sola cosa.

En su precioso libro *La solution intérieure,* Thierry Janssen presenta numerosas aproximaciones alternativas y complementarias de la medicina (Janssen, 2006). Algunas de ellas utilizan la mente para curar el cuerpo. Otras preguntan al cuerpo cómo curar la mente. Finalmente, las aproximaciones energéticas pueden curar al mismo tiempo cuerpo y mente.

> Cada cual escoge el método que más le conviene.

Bajar el nivel de percepción del estrés

Todo lo que permita disminuir el nivel de percepción de estrés ayudará al organismo a recuperar su equilibrio. Si la percepción del estrés se reduce a cero, la respuesta adaptativa a dicho estrés permanece por un tiempo, aunque ya no se sufran sus efectos. Es como un circuito eléctrico que sigue presente cuando la luz se apaga. La respuesta acaba por desaparecer si ya no se la solicita *(cf.* plasticidad cerebral). El objetivo es encontrar un nuevo equilibrio cambiando la «imagen recibida», es decir, la forma de percibir el mundo exterior. Si la imagen percibida es estresante, se activará el sistema nervioso ortosimpático* que nos pone en estado de alerta. Para inducir un ajuste distinto al sistema nervioso, se debe modificar la imagen percibida por éste: una información percibida como «calmante» engendrará la activación del sistema nervioso parasimpático* que induce al reposo.

Un estudio realizado en grandes quemados ilustra esta posibilidad.

Grandes quemados sumergidos en un universo virtual

En el servicio de grandes quemados del hospital americano de Seattle, el neuropsicólogo Hunter Hoffman intentó experimentar, en 2000, un método antidolor basado en la inmersión virtual (Hoffman *et al.*, 2000). Tuvo la genial idea de hacer ver a los grandes quemados una película que se desarrollaba en un mundo de hielo mientras los sometían a las curas. Acabadas las curas, preguntó a un joven quemado de 17 años, afectado en cara y abdomen, cómo evaluaba el nivel de su dolor en una escala de 0 a 100. El adolescente puntuó con 38. Con los analgésicos solos, puntuaba entre 90 y 100.

Actividades tales como la meditación, el deporte, la relajación, el cine, ofrecen al cerebro una percepción serena del entorno. Lo que permite disminuir el nivel de percepción del estrés es todo lo que procura placer, lo que induce a la liberación de endorfinas, hormonas que producen euforia, bien conocidas por los deportistas. Además de la práctica de algún tipo de ejercicio físico, las endorfinas se liberan con la risa o los masajes relajantes.

La meditación

Hay que escoger un lugar tranquilo, adoptar una postura confortable, cerrar los ojos e ir relajando todos los músculos del cuerpo, de la cabeza a los pies. Después hay que mantenerse concentrado para no dormirse. Progresivamente, el cuerpo va serenándose. La meditación ofrece una información calmante al cerebro.

Herbert Benson, médico fundador del instituto médico Body Mind, propone practicar este ejercicio durante 10 o 20 minutos, 2 veces al día, todos los días. El objetivo es favorecer la activación del sistema nervioso parasimpático y la aparición de procesos reparadores asociados (Benson *et al.*, 1975).

De hecho, Benson no descubrió la sopa de ajo. Simplemente validó científicamente una práctica milenaria que todas las tradiciones espirituales de la historia de la humanidad conocen para asegurar la paz mental, emocional y física.

Los efectos benéficos de la meditación están, actualmente, bien documentados.

Ya hemos visto que la meditación ralentiza el envejecimiento celular y contrarresta el efecto del estrés en la actividad de la telomerasa y la longitud de los telómeros.

Otros estudios demuestran que su práctica mejora el ánimo, induce emociones positivas, mejora la inmunidad y alivia el dolor (Kabat-Zinn *et al.*, 1992; Morone *et al.*, 2008).

En pacientes depresivos, la práctica de la meditación se ha revelado más eficaz que los antidepresivos propiamente dichos (Ernst *et al.*, 1998). Una vez instalados, sus efectos se prolongan más tiempo y disminuye el número de reincidencias (Teasdale *et al.*, 2000; Williams, Teasdale, Segal y Kabat-Zinn, 2007).

Un estudio reciente muestra, igualmente, que la meditación tiene la capacidad de reinterpretar positivamente los acontecimientos estresantes (Garland *et al.,* 2009). Dicho estudio une el hecho de que nuevos datos provenientes del entorno pueden iniciar un cambio que se empezó entendiendo como estresante y acaba viéndose como calmante.

El deporte
Ya hemos visto que la actividad física practicada regularmente puede ralentizar el acortamiento del envejecimiento celular relacionado con el estrés. Gracias a las visualizaciones mentales, los investigadores han probado que la euforia del corredor se relaciona con la producción de endorfinas. Durante la carrera hay un flujo de endorfinas en ciertas regiones cerebrales relacionadas con el estado de ánimo y la gestión de las emociones (Boecker *et al.,* 2008).

Marie y Lisa
Ésta es la aproximación escogida por Lisa para cambiar su condicionamiento frente a la comida. Gracias al deporte, aprendió a amarse y aceptarse.

Los masajes
De origen ectodérmico, la piel es el órgano más grande del cuerpo: cerca de 640.000 receptores táctiles están conectados a la médula espinal y al cerebro por más de 500.000 nervios. 8 semanas después de la concepción, cuando el embrión no mide más de 2 centímetros, la piel está ya desarrollada. El primero de los sentidos desarrollados en el curso de la evolución; el tacto es el primer sentido del que se dota al feto. En consecuencia, acariciar la piel provoca la activación

nerviosa directa que, a nivel cerebral, provoca la relajación muscular parasimpática generalizada (Gellhorn, 1964).

En niños desamparados, los masajes comportan la relajación muscular y el cese del llanto (Lunch *et al.*, 1974). Así, cada vez que se toca a alguien, actuamos directamente sobre su cerebro emocional. Aumentando la actividad parasimpática, el masaje provoca la disminución del estrés, la bajada del cortisol en sangre y la mejora de la inmunidad. Toda la fisiología del cuerpo se ve beneficiada. El registro de la actividad cerebral durante una sesión de masajes, en adolescentes depresivos, indica una acción selectiva a nivel de hemisferios cerebrales. La actividad del córtex derecho –en relación con las emociones negativas– disminuye, en provecho de la actividad del córtex izquierdo, de donde sale el ánimo positivo (Jones y Field, 1999). El masaje también tiene por efecto el aumento de las tasas de dopamina (hormona de la recompensa) y de serotonina (hormona de la serenidad).

Instintivamente, sabemos que el masaje calma el dolor. Sin embargo, los mecanismos que lo causan no están claros del todo. Se sabe que el aumento de la serotonina, producido por el masaje, inhibe la transmisión de señales dolorosas al cerebro. El masaje energético induce al cerebro a producir endorfinas que inhiben la percepción del dolor y procuran sensación de bienestar (Field *et al.*, 1992). Recientemente, investigadores canadienses han demostrado que diez minutos de masajes, tras un esfuerzo importante, permiten reducir la inflamación muscular. La manipulación de los músculos aumenta, igualmente, la capacidad de las células musculares para fabricar mitocondrias, auténticas «centralitas de energía» de la célula que favorecen la recuperación. El efecto analgésico de los masajes implica los mismos meca-

nismos que los inducidos por medicamentos antinflamato-
rios no esteroideos, tradicionales (como el ibuprofeno), sin
sus efectos secundarios. Una razón suplementaria para otor-
gar a los masajes el lugar que se merecen en la estrategia terapéutica (Crane *et al.,* 2012).

La risa

Es una descarga liberadora de tensión que asegura la serenidad física y mental. Sus características físicas consisten en
un fenómeno de expulsión repentina y repetitiva de aire.
Tenemos la sensación de que, riendo, se vacía el pecho.
Siendo niños, reímos más de cuatrocientas veces al día, por
puro placer, sin razón aparente. Una vez adultos, no reímos
más de veinte veces al día. Es una lástima porque la risa
engendra emociones positivas y tiene efectos muy beneficiosos para la salud.

En los años setenta, el periodista Norman Cousins (1915-
1990) fue el primero en sugerir que el humor y la risa eran
beneficiosos para la salud (Cousins, 1976). Explica cómo se
curó de una enfermedad reumática, la espondilo-artritis an-
quilosante, ingiriendo fuertes dosis de vitamina C y viendo
películas cómicas. Seis meses más tarde recuperó el uso de
sus miembros y pudo volver al trabajo a tiempo completo.

Las investigaciones efectuadas en este terreno arrojan luz
sobre la red psicosomática y su potencial de curación. La
risa ayuda a optimizar las hormonas del sistema endocrino.
Disminuyendo las tasas de cortisol y adrenalina, contribuye
a rebajar la respuesta al estrés. El hecho de ver películas cómicas tiene un efecto benéfico en ciertos componentes del
sistema inmunitario (Berck, 1996). Así, casi en el mundo
entero, el humor se considera un remedio eficaz. Hay tropas

de payasos en los hospitales infantiles. En la India, el doctor Kataria ha creado un método de iniciación al «yoga de la risa». Tras su lanzamiento en 1995, más de dos mil clubes de la risa se han creado en el mundo. Miles de personas van a aprender ejercicios desencadenando la risa.

La alimentación puede propiciar cambios de comportamiento

Hemos visto, en el ejemplo de las abejas, que algunos cambios epigenéticos se consiguen a través de la alimentación. Un tipo concreto de comida del que se benefician las reinas en su infancia, exclusivamente constituida por jalea real, les permite desarrollar sus atributos de reinas. La alimentación también puede ser un complemento útil en las aproximaciones que hemos abordado precedentemente.

Los omega 3 para tratar la depresión

Las poblaciones que consumen mucho pescado, alimentos ricos en omega 3, están menos sujetas a la depresión. Ello sugiere una relación entre los omega 3 y la patogénesis de la depresión. La membrana de las células nerviosas contiene fuertes concentraciones de ácidos grasos. Algunos de ellos no pueden ser sintetizados, de modo que su aporte a través de la alimentación cotidiana es esencial. Por tanto, se lanzó la hipótesis de que los omega 3 juegan un papel antidepresivo. Tras numerosos estudios, la hipótesis se vio confirmada (Lin y Su, 2007).

Triptófanos para tratar los problemas de ánimo

La serotonina es un neurotransmisor que actúa como un puente entre dos células nerviosas. A semejanza de un mensajero, previene y ordena al cerebro, por ejemplo, retirar la mano de una olla demasiado caliente. Pero, sobre todo, participa en la regulación de múltiples funciones esenciales del organismo: el estado de ánimo, la saciedad, el umbral del dolor o el sueño. El triptófano es el precursor metabólico de la serotonina. Se trata de un aminoácido esencial. El organismo no puede sintetizarlo solo, así que debemos absorberlo a través de la alimentación. Lo encontramos en los alimentos ricos en glúcidos, como el chocolate negro o los plátanos. Una vez absorbido, el triptófano se transforma en 5-hidroxitriptófano (5-HTP). Después, una vez dentro del organismo, el 5-HTP se transforma en serotonina. La serotonina suele secretarse al final de la tarde, razón por la que los nutricionistas recomiendan ingerir triptófanos en ese momento de la jornada.

Desde hace algunos años, un extracto de semillas de un arbolito africano llamado griffonia está siendo comercializado por su riqueza en 5-HTP. Estos extractos permiten una clara mejora en la sintomatología depresiva. Los efectos ansiolíticos de dichas semillas han sido demostrados en ratas (Carnevale *et al.*, 2011).

El déficit de serotonina es uno de los factores más importantes de la depresión. Otros factores pueden estar implicados y se deben evaluar cuidadosamente. Antes de tomar complementos alimenticios, conviene hacerse una revisión médica.

Micronutrientes para mejorar los problemas de comportamiento en el autismo

El autismo suele estar acompañado de comportamientos de automutilación, agresividad y cólera; dichos síntomas pueden mejorar mediante complementos alimenticios a base de micronutrientes (vitaminas y minerales). Un reciente estudio ha comparado el efecto de los micronutrientes y los medicamentos en dos grupos de 44 niños autistas (Mehl-Madrona *et al.*, 2010). Se observó una mejora en el comportamiento de los dos grupos, pero mucho más marcada en el grupo que recibió los micronutrientes (particularmente en lo que respecta a comportamientos aberrantes y las automutilaciones). Además, un tratamiento a base de micronutrientes presenta una serie de ventajas en comparación con un tratamiento farmacológico: el niño presenta un menor retraimiento social. Es más espontáneo, menos irritable y no presenta efectos secundarios destacables.

La práctica terapéutica

Detectar y corregir las cicatrices emocionales: la Coherencia Somato-Psíquica©* (CSP©).

La CSP© es una técnica terapéutica desarrollada por el kinesioterapeuta belga Fabrice Charles que permite detectar los bloqueos y las memorias traumáticas del cuerpo a través de una lectura específica de nuestra biología. En efecto, ésta lleva toda la memoria de nuestro desarrollo filogenético hasta nuestra forma actual.

La CSP© permite determinar qué nivel de desarrollo está bloqueado en relación a tal o cual problemática pero, también, en qué momento de la vida del paciente se memorizó el bloqueo, qué nivel orgánico se vio afectado y, lo más importante, qué corrección específica puede ser aplicada. No necesariamente tiene que estimularse el nivel «bloqueado». El estímulo de corrección se aplica al nivel de desarrollo que requiere corrección. No necesariamente en el nivel bloqueado que es el reflejo de la patología más que de la causa subyacente. Para que se entienda mejor: una bombilla puede apagarse por múltiples razones. Reemplazar la bombilla no servirá de nada si el problema está en un fusible fundido, un interruptor roto o un cable desconectado… Solamente la acción precisa, metódicamente establecida, siguiendo la lógica de la construcción del sistema eléctrico, restablecerá la luz eficazmente.

El trabajo se completa dialogando con el paciente, a partir de los elementos encontrados.

De la mente al cuerpo y del cuerpo a la mente, la coherencia funcional pasa, entonces, a restaurarse en ambos sentidos.

Esta técnica ayuda, por ejemplo, a salir de los círculos viciosos, de los automatismos comportamentales, como los condicionamientos pavlovianos que encierran la biología y el comportamiento en reflejos irracionales.

Ejemplos prácticos

Comentarios

La CSP© es una aproximación holística complementaria del resto de aproximaciones médicas y psicológicas. Es primordial y necesario seguir los tratamientos médicos o psicológicos prescritos, porque ambas aproximaciones se complementan.

Es importante hacerse acompañar en la búsqueda del origen de los traumas. El condicionamiento emocional es inconsciente, el paciente no tiene acceso a él. La intervención de un terapeuta es, por tanto, necesaria para ayudar a establecer lazos con la consciencia.

En los ejemplos seguidamente expuestos no se han llevado a cabo búsquedas de metilaciones. Sólo se ha observado la reversibilidad de los síntomas.

Los ejemplos han sido escogidos para ilustrar los traumas sobrevenidos durante períodos de la vida que han sido objeto de los estudios presentados en los dos primeros capítulos de la primera parte, es decir, en la gestación, el nacimiento y la infancia.

Durante el embarazo y el primer año de vida, la madre y el bebé están en estrecha simbiosis. Lo que uno siente lo sentirá también el otro: tanto en dirección madre a hijo para la inscripción de lo sentido, como del hijo a la madre en cuando a búsqueda de alimento y protección.

1. El embarazo

El embarazo es un período de gran impregnación porque la madre está en total simbiosis con su hijo. Ciertos acontecimientos que se desarrollan durante esta etapa pueden ser memorizados. Para ilustrarlo vamos a ver algunos ejemplos.

La progesterona tiene por función el mantenimiento de la mucosa uterina para poder acoger un eventual embarazo. A lo largo de todo el embarazo, la progesterona evita las contracciones del músculo uterino. La secreción de progesterona está asegurada por el cuerpo amarillo de la madre hasta que la placenta misma pueda sintetizarla. La placenta es capaz, en el tercer mes de embarazo, de sintetizarla sola. Si la madre no produce suficiente progesterona, hay riesgo de aborto. En ese caso, la madre deberá tomar un medicamento progestativo para llevar a cabo la gestación.

Existen momentos durante el embarazo en que el estrés vivido por la madre o por el hijo puede imprimirse en la biología del bebé.

El primer mes de embarazo

La ausencia de menstruación es el primer síntoma de embarazo. Es el momento en que la madre «sabe» que está gestando. Un niño puede presentar un bloqueo en ese momento si dicha gestación constituye un factor de estrés para la madre.

El tercer mes de embarazo

Es el momento en que el feto toma el relevo para la secreción de progesterona, que permitirá el mantenimiento del embarazo. Suele anunciarse el embarazo en este momento porque se entiende que la gestación está consolidada y sigue adelante. Pero si la gestación no sigue correctamente, aparece el aborto natural. Un bebé cuyos padres han dudado en quererlo tener, puede bloquearse en ese momento.

La ecografía

La ecografía estudia el desarrollo del feto, de la placenta y del cordón umbilical, a fin de supervisar el correcto desarrollo de la gestación y controlar una hipotética malformación. Su principio consiste en visualizar el feto en tiempo real y ver cómo se mueve a través de una sonda (como si fuera un rotulador) que emite ultrasonidos. Las ondas se propagan por los tejidos y se devuelve por el feto en forma de eco. Esta señal es analizada por un sistema informático que transmite la imagen en directo.

En el transcurso de la gestación, se recomiendan tres ecografías: en el primero, el segundo y el tercer trimestre.

En el tercer trimestre, el objeto de la ecografía es datar el inicio de la gestación y establecer el correcto desarrollo y crecimiento del bebé. La primera ecografía permite determinar con seguridad si hay uno o más embriones. Es el momento en que te anuncian si esperas gemelos.

En el quinto mes de embarazo, la ecografía intenta seguir el crecimiento del bebé y, sobre todo, verificar si hay anomalías. Todos los órganos del feto se observan detalladamente. Es el momento de ver el sexo del bebé.

En el octavo mes de embarazo, la ecografía permite saber si todos los miembros del bebé se han desarrollado correctamente. Es una ecografía fundamental para medir el lugar ocupado por el bebé y si es suficiente la cantidad de líquido amniótico como para acabar el embarazo. También se controla la posición del bebé, que debe estar ya encajado en la pelvis, esperando el nacimiento.

La amniocentesis
Es un acto quirúrgico que intenta detectar anomalías cromosómicas en un feto. Consiste en extraer líquido amniótico con ayuda de una larga aguja que llega al interior del útero. La introducción de esa aguja puede causar estrés en el bebé, aunque no lo toque. Incluso en las mejores condiciones posibles, la amniocentesis puede provocar un aborto entre un 0,5 a 5 por 100 de los casos.

Ejemplos

Una aguja en el vientre
Maud tiene dos años. Duerme poco y tiene un carácter colérico. La emoción que se descubrió fue una seria molestia que venía del exterior a cinco meses de gestación y en su nacimiento. A los cinco meses de gestación se practica la amniocentesis. La madre dice que la obligaron a ese examen. Después, el parto tuvo que ser provocado y la madre vivió el episodio como una nueva molestia estresante. La emoción sentida por el bebé estaba en perfecta coherencia con el sentimiento de su madre.

Ludovic tiene tres años. Se despierta mucho por las noches y le cuesta volver a dormirse. La emoción encontrada fue el miedo a la muerte a los cinco meses de su gestación, con una reactivación en su tercer mes de vida independiente. Durante el embarazo, se le practicó a su madre la amniocentesis. Los padres decidieron seguir adelante con la gestación porque el resultado era bueno. Pero tenían claro que si el resultado hubiera sido malo, habrían interrumpido el embarazo. Los padres tenían derecho sobre la vida y la muerte de su bebé. Dicho de otro modo: la vida de ese bebé pendía de un hilo. Con tres meses, el niño fue vacunado y el pinchazo le recordó el drama de la amniocentesis.

¿Mirar o no mirar la pantalla?

Vincent tiene tres meses. Tiene tortícolis congénita en el lado izquierdo. La emoción encontrada fue el miedo a la muerte al quinto mes de embarazo. La madre sufrió una infección por citomegalovirus al principio de la gestación y temían que hubiera producido alguna malformación en el feto que pudiera ver en la pantalla de la ecografía. No quiso mirar la pantalla, tenía miedo. La pantalla estaba en su lado derecho y, para no verla, estuvo durante la ecografía con la cabeza girada a la izquierda. El niño giró la cabeza a la izquierda en perfecta coherencia con su madre.

Mi madre ha muerto

Eric tiene dieciocho meses. Tiene problemas de sueño. La emoción encontrada es el miedo a la muerte en el momento de la concepción, con una reactivación en su tercer mes de vida. En el tercer mes de gestación, su abuela materna murió. A los tres meses de vida, fue el aniversario de la muerte de la abuela. El amargo sentimiento de la madre pasó al hijo, palabra por palabra: «Mi madre ha muerto». En su fuero interno, el niño tiene miedo a perder a su propia madre.

Fobia a las caídas

Marc tiene diez años. Presenta problemas de comportamiento. Tiene un miedo desmesurado a la sangre y a las heridas tras haber sufrido una caída. La emoción encontrada es el miedo a la muerte que experimentó en su tercer mes de gestación, que se reactivó con siete años. Cuando era un feto de tres meses, su abuela materna se cayó por las escaleras y murió. Fue la madre del feto quien la descubrió muerta. Cuando el niño tenía ya siete años, su madre se cayó, sin que pasara nada grave, pero el niño reactivó su fobia a las caídas.

La seguridad del pezón

Sylvie tiene diez meses. Es muy nerviosa, duerme poco y siempre tiene hambre. La emoción encontrada es el miedo a morir de hambre, sufrido a los tres meses de gestación. El contrato de trabajo de su madre se acabó y no lo renovaron, creando un enorme estrés en la madre, que temía no poder alimentar a su hija.

¡Toc-toc! ¡Sorpresa!

Thomas tiene seis meses y presenta reflujos gástricos. La emoción encontrada es el miedo a ser rechazado durante su primer mes de gestación. A este niño no le hicieron mucho caso al concebirlo porque sus padres estaban en plena mudanza.

A contracorriente
Patrick tiene seis años. Se rebela contra toda forma de autoridad. La emoción encontrada es la presión que sufrió con un mes de gestación. Su madre fue obligada a casarse sin quererlo porque se había quedado embarazada.

El contacto tranquilizador
Isabelle tiene dos años. Tiene eczema en brazos y piernas. La emoción encontrada es el miedo a ser separada de su madre, con tres meses de gestación, con una reactivación a los tres meses de vida. La madre sufrió un aborto poco antes de quedar embarazada de ella y temía esa posibilidad. A los tres meses de vida, sufrió la separación de su madre, reactivando la emoción. En ese momento desarrolló el eczema.

La niña pegamento
Viviane tiene diez años. No tiene autonomía y se pasaría el día pegada a su madre, literalmente. La emoción encontrada es el miedo a la separación en su tercer mes de gestación. En ese momento, su madre sufrió un descolgamiento de la placenta. Eso representa un peligro de muerte para el feto. Lo que le salvó la vida fue poder permanecer pegada a su madre.

2. *El nacimiento*
El nacimiento es, realmente, un trauma para el bebé porque sale del vientre seguro de su madre, donde estaba tranquilo y calentito, con la comida asegurada. Algunos acontecimientos que se desarrollan en ese momento pueden marcar para siempre. Para ilustrarlo, vamos a ver algunos ejemplos que marcan durante el parto y las repercusiones que pueden tener.

Parto provocado y epidural

Durante un parto espontáneo es la estimulación, por parte del bebé, de los mecano-receptores situados a nivel del cuello del útero la que envía información al cerebro de la madre para que fabrique oxitocina, responsable de las contracciones intrauterinas. Pero la oxitocina también tiene un efecto antiestrés, alivia el dolor, procura serenidad, aumenta el apetito y estimula el comportamiento materno (Mazzuca *et al.*, 2011). A la oxitocina también se le llama hormona del apego, porque ayuda a crear un vínculo afectivo entre madre e hijo.

La oxitocina es indispensable en el circuito sanguíneo para la eyección de la placenta. Justo tras el parto, la madre produce un pico de oxitocina que permite expulsarla, a condición que no haya recibido oxitocina artificial (en un parto provocado, por ejemplo), porque eso inhibe la producción natural de la oxitocina endógena. En caso contrario, hay que administrar oxitocina artificial para facilitar la expulsión de la placenta. Amamantar al bebé en cuanto sale de la tripa aumenta la secreción natural de oxitocina. La anestesia epidural disminuye la producción de esta hormona durante el trabajo del parto (Rahm *et al.*, 2002). También tiene por efecto la anulación del pico de oxitocina final para expulsar la placenta (Goodfellow *et al.*, 1983).

En la práctica, si el parto no ha sido espontáneo, el parto resulta algo peligroso a ojos del bebé. Se pueden encontrar antecedentes de abortos naturales o voluntarios, por ejemplo.

Yo, bajo presión, me muero

Thibault tiene seis años. No soporta la autoridad. La emoción encontrada es el miedo a la muerte por la presión de la preconcepción y el nacimiento. La madre tuvo un aborto natural antes de concebirlo a él. Durante el embarazo, también hubo riesgo de aborto. Tuvo que tomar un medicamento progestativo para evitar las contracciones durante la gestación. En el parto, el cuello del útero no se dilataba y tuvieron que provocarle el parto. Salir de su madre era ponerse en peligro, visto el aborto anterior y el riesgo de aborto durante la gestación. La presión ejercida forzándolo a salir fue vivida como un peligro de muerte. Ese niño se rebelaba contra todo lo que representara una autoridad y lo presionara en algún sentido.

Niño prematuro
Llegar al final de las cosas es demasiado para mí. Nunca lo consigo.

Bernard, de treinta y cinco años, es un perfeccionista que no puede comprometerse ni a nivel profesional ni al nivel afectivo. La emoción encontrada es el miedo a la muerte en una urgencia vital con siete meses de gestación. Nació prematuramente con siete meses y lo metieron en la incubadora. El hecho de salir antes de tiempo, cuando aún no estaba maduro para vivir solo, representó un peligro de muerte. Así, en su vida, nunca le parece que las cosas estén maduras y todo lo retrasa sin llegar nunca a un compromiso.

Bebé postérmino
SOS ¡bebé desamparado!
Alice, de tres años, nació después del tiempo indicado. Es una niña timorata con todo el mundo, salvo con los padres. Berrea en el momento que no ve a su madre.

La emoción encontrada es el miedo al abandono tras el nacimiento y su reactivación con un año de vida. Para nacer, la estiraron con una ventosa en la cabeza; la ventosa se rompió, un drama total. La placenta no salía y la madre tuvo que ser intervenida de urgencia con anestesia general. La niña fue confiada a su padre durante la intervención de la madre, que duró dos largas horas. Con un año, su madre fue operada de nuevo y se reactivó el estrés inicial.

Bebé a término

¡Rápido, el bebé llega!

François tiene cinco años. Es impaciente y nervioso. La emoción encontrada es un estrés por la urgencia de nacer. Nació a término, pero se quedó bloqueado en la pelvis. Tuvieron que sacarlo con fórceps.

3. Primer año de vida
Miedo a la falta de aire

Sébastien tiene dos años. Es inquieto y duerme mal. La emoción encontrada es el miedo a la asfixia que pasó con ocho meses de vida y que se reactivó seis días antes de la consulta. Con ocho meses, cayó a un pequeño estanque, aunque fue salvado a tiempo. Seis días antes de venir, se incendió el salón de su casa y el niño tuvo que permanecer tirado en el suelo. En ambos casos sufrió por morir de asfixia.

En ambos casos, poder establecer la relación entre el comportamiento del niño y el origen emocional es lo que permite eliminar el bloqueo.

Para completar el trabajo, aconsejo a los padres ir informando al niño, mientras duerme, de lo que le pasó y de que está a salvo. Es una manera de acceder a su inconsciente de forma directa, donde está inscrito el condicionamiento. Es importante comunicarle al niño que tuvo un problema realmente estresante en un momento de su vida y que ha quedado inscrito en su biología. Después hay que comunicarle que ya no hay peligro y que ahora está totalmente seguro.

CONCLUSIÓN

Cada cual es capaz de encontrar la mejor solución

Conócete a ti mismo.

SÓCRATES

La unidad básica de un organismo es la célula. Cada célula del cuerpo lleva, en su núcleo, el mismo ADN que contiene toda la información necesaria para reconstituir el conjunto del cuerpo. Así, incluso si cada célula no expresa más que una parte de información, la del cuerpo entero está contenida en la parte más pequeña.

Hemos visto que los genes no controlan nuestra biología.

> Al contrario, el ADN es controlado por señales provenientes del exterior de la célula, en su propio entorno.

Estas señales están ligadas a la alimentación que ingerimos (recuerda el ejemplo de las abejas) pero también al estrés emocional.

Mientras que la información que llevan los genes es estable, igual que lo es la tinta en un boli, las etiquetas epigenéticas tienen una estabilidad más relativa porque se pueden borrar como un lápiz. Así que es posible intervenir sobre esa estabilidad relativa.

Siempre hay una REVERSIBILIDAD potencial que permite la recuperación del equilibrio.

> Puedes ser el piloto de tu salud.

Puedes escribir una nueva página de tu historia y crear lo mejor para ti mismo y para tu salud.

La única condición es la de tener el coraje de observar lo que hay en las profundidades del inconsciente y que está encerrando tus miedos, a fin de tomar consciencia de tus condicionamientos íntimos.

Liberado de la inconsciencia de los condicionamientos, cada uno tendrá la posibilidad de ESCOGER en qué vía comprometerse.

El reemplazo de un sistema de recompensa por otro que procure más placer (por ejemplo cambiar la comida por el deporte) puede metamorfosear el medio en el que tus células se mueven. Eso quiere decir que éstas expresarán genes diferentes a los han estado expresando hasta el momento.

Cada uno es libre de escoger la aproximación que más le convenga para este trabajo. La elección del terapeuta es personal y estará en función de tu acceso a la información desde el punto de vista de donde te encuentres.

Una cuestión de puerta de entrada
La puerta que te permite acceder a la información está abierta o cerrada en función de tus creencias y de los miedos que te habiten.

La puerta puede ser corporal, mental, emocional o energética.

Si una persona funciona más a nivel mental, necesitará de explicaciones para poder realizar un trabajo.

Si la puerta de entrada es emocional, necesitará poder expresar sus emociones.

Si la puerta es física, la persona tendrá necesidad de vivir las experiencias en su cuerpo, sin tener que recibir explicaciones.

Una cuestión de punto de vista
Toda aproximación terapéutica es buena en sí misma. La atracción hacia una en concreto más que hacia otra depende de tu GPS interior, es decir, desde el punto de vista donde te coloques.

Si la representación que tienes de la enfermedad es material, será cuidada mediante la química (por vía medicamentosa).

A este respecto, la puesta en marcha de medicamentos epigenéticos está en pleno desarrollo.

Los resultados son prometedores, pero los «borradores» actualmente disponibles no son selectivos. Borran etiquetas epigenéticas de las células cerebrales y de todas las células del cuerpo. Una inhibición sin distinciones puede tener efectos secundarios graves, e incluso tóxicos.

Una solución consistiría en fabricar medicamentos capaces de inhibir selectivamente las etiquetas concentradas en las zonas del cerebro más perturbadas (circuito de recompensa) pero a eso no hemos llegado aún.

Si, por el contrario, entiendes la enfermedad como una perturbación energética, se podrá curar mediante herramientas y energías a su servicio. Actuando sobre una parte del cuerpo o sobre el cuerpo entero, dado que la información se transmite a todas las células del cuerpo.

Aquí encontramos todas las aproximaciones energéticas psicosomáticas y somato-emocionales.

La vocación principal de este libro es la de proponer la observación de los condicionamientos emocionales bajo un nuevo prisma, el de la epigenética, a fin de ofrecer la posibilidad, a cada cual, de recuperar su equilibrio.

Acabaré comunicándoos el inmenso placer que he tenido al escribir este libro. Ahora te deseo seas el actor principal del libro de tu vida.

Glosario

Acetilación: Modificación química consistente en añadir un grupo acetilo ($COCH_3$) a una molécula. La acetilación ocurre en las proteínas histonas que rodean el ADN. La consecuencia es que modifica las histonas del ADN y relaja su interacción molecular. Así, el ADN puede abrirse y el gen de la región concernida puede expresarse.

ADN: Ácido desoxirribonucleico. Constituye la molécula de soporte para la información genética hereditaria.

Cromatina: Forma bajo la cual se presenta el ADN en el núcleo de las células. Comporta una mezcla de ADN y de proteínas.

Cortisol: Hormona liberada por las glándulas suprarrenales en caso de estrés, por orden del cerebro. Comporta el aumento de la presión arterial y las tasas de azúcar en sangre.

CSP© (Coherencia Somato-Psíquica©): Técnica terapéutica desarrollada por el kinesioterapeuta belga Fabrice Charles, destinada a liberar los bloqueos inscritos en el organismo y que impiden el proceso natural de autocuración. Véase la web www.somatopsy.org.

Epigenética: Ciencia que estudia las modificaciones transmisibles y reversibles de la expresión de los genes, siempre que no se acompañen de cambios en la secuencia de las bases del ADN.

Epigenoma: Conjunto de modificaciones epigenéticas del ADN.

Gen: Secuencia del ADN que codifica para la síntesis de una proteína.

Genoma: Conjunto del material genético de un individuo contenido en su ADN. Contiene, en particular, todas las secuencias codificantes o genes (transcritas en el ARN mensajero y traducidas a proteínas) y no codificantes (transcritas o no en el ARN, pero no traducidas).

Genética: Ciencia de la herencia. Estudia los caracteres hereditarios de los individuos, su transmisión al hilo de las generaciones y sus variaciones (mutaciones). Es el estudio de esta transmisión hereditaria lo que permitió el establecimiento de las leyes de Mendel.

Homeostasis: Capacidad de un sistema para conservar el equilibrio de su funcionamiento a pesar de las presiones externas. La homeostasis es el mantenimiento del conjunto de parámetros físico-químicos del organismo que deben permanecer relativamente constantes (glucemia, temperatura, tasa de sal en sangre, etc.).

Metilación: Modificación química consistente en la adición de un grupo metilo (CH_3) a un substrato. El ADN puede ser metilado a nivel de bases y también a nivel de las proteínas que lo rodean (las histonas).

Neurona: Tipo de célula cerebral que recibe un estímulo en sus terminaciones (dendritas) y se comunica con las otras neuronas enviando impulsos nerviosos a lo largo de los axones.

Omega 3: Ácido graso polinsaturado que se encuentra en grandes cantidades en ciertos pescados (en el pescado azul), en el lino, las nueces, la colza y la soja.

Proteína: Macromolécula biológica compuesta de una o varias cadenas de aminoácidos ligados entre sí por cadenas péptidas. En general, se habla de proteínas cuando la cadena contiene un gran número de aminoácidos y péptidos con encajes pequeños.

Receptores: Proteínas situadas en la superficie de las células que reciben mensajes químicos de otras células.

Estrés psicológico: Estado de tensión o de preocupación, momentáneo o crónico, que sobreviene cuando un individuo se siente incapaz de hacer frente a una presión externa.

Sistema nervioso: Sistema biológico en red formado por órganos y sentidos, nervios, cerebro y médula espinal. Coordina los movimientos musculares, controla la función de los órganos, vehicula información sensorial y motriz. En los animales dotados de un cerebro límbico, regula las emociones. En los animales dotados de un cerebro cognitivo, regula el intelecto.

Sistema nervioso simpático: Controla, de manera involuntaria e inconsciente, el equilibrio del medio interno (homeostasis). En una palabra, es la «sabiduría» del cuerpo. Orquesta, junto con el hipotálamo, el ajuste continuo de los parámetros fisiológicos primordiales (respiración, circulación, digestión) para asegurar el buen funcionamiento sensorial y motor, que son la base del comportamiento. El sistema nervioso simpático comprende nervios y centros nerviosos que controlan la vida vegetativa (vísceras y glándulas).

Se divide en dos sistemas funcionales complementarios y recíprocos: el sistema **ortosimpático** y el sistema **parasimpático**. El sistema ortosimpático asegura la movilización general del organismo para hacer frente a una situación de urgencia, para prepararse para la acción. Activa el sistema cardiovascular y respiratorio, ralentiza la función digestiva. Por otro lado, el sistema parasimpático mantiene un régimen funcional de base y contribuye a reconstituir las fuentes energéticas.

Telomerasa: Enzima que, durante la replicación de los eucariotas del ADN, permite conservar la longitud del cromosoma, añadiendo estructuras específicas en cada extremo: los telómeros.

Telómero: Región altamente repetitiva y no codificante del ADN, en la extremidad del cromosoma.

Anexo I

Principales mecanismos de la epigenética

Metilación del ADN: la expresión de un gen puede ser guiada por una modificación química en el ADN, la adición de grupos metilos en el ADN. Los grupos metilos son transferidos al ADN gracias a enzimas específicas. Dichos grupos metilos (representados por una M en la ilustración de abajo) son como etiquetas que impiden la expresión de los genes.

Esas modificaciones son reversibles. Una desmetilación permite restaurar la actividad del gen.

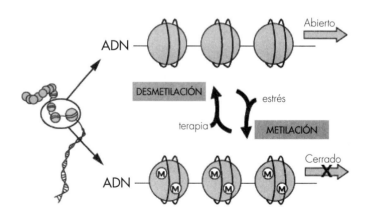

Modificación de la cromatina: la cromatina (ADN + proteínas) asegura el compactado el ADN en el núcleo celular. La cromatina puede ser «abierta» o «cerrada». El estado de la cromatina viene dado por las modificaciones de las proteínas relacionadas con el ADN: las histonas. La lisina (uno de los aminoácidos constitutivos de las proteínas histonas) suele estar cargado positivamente, pudiendo ligarse a otras cargas negativas (fosfatos) del ADN. Como las cargas positivas y negativas se atraen, esa interacción impide la apertura de la doble hélice del ADN. La adición de cargas negativas por acetilación* (representada con una A en el esquema de abajo) a las lisinas, convierte las cargas positivas en enlaces neutros. Así, las cargas negativas del ADN pueden descansar y las hélices repararse, permitiendo la lectura del gen asociado. La restauración de las cargas positivas de la lisina por metilación (representada con una M en el esquema de abajo) convertirá la cromatina «abierta» en cromatina «cerrada».

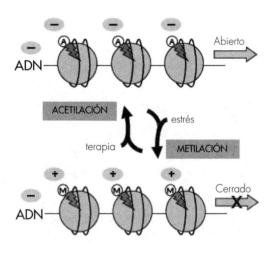

Anexo II

Historia de la epigenética

Trescientos años antes de Cristo, Aristóteles pensaba que todos crecemos a partir de formas indistintas que se desarrollan en el interior de la madre, según como fuera el padre. Otros, en cambio, pensaban que todos estábamos perfectamente formados desde el inicio.

En 1651, William Harvey quiso profundizar más en las ideas de Aristóteles. Se puso a disecar pollitos y ciervos para comprender cómo se forman los embriones. Llegó al convencimiento de que los embriones se desarrollan progresivamente a partir de un huevo, no de pequeños cuerpecitos ya formados por completo.

En 1865, Gregor Mendel, un monje austríaco, plantó guisantes y observó cómo los padres transmitían sus características a su descendencia. Estableció, de este modo, las reglas de la herencia, que en la actualidad son la base de la ciencia genética.

En 1892, August Weissmann, con otros sabios, constató que la información genética estaba almacenada en el núcleo de la célula. Según él, todas las células empiezan con la misma información, luego se especializan y pierden ciertos elementos a medida que se van dividiendo.

En 1902, Hans Spemann estuvo de acuerdo con Weissmann, pero sostuvo que las células no pierden información alguna sino que la archivan si no la necesitan. Utilizó uno de los cabellos de su bebé para cortar un huevo de salamandra en dos. Así obtuvo dos salamandras. Spemann es el pionero de la tecnología moderna que hoy día se usa para la clonación.

En 1942, Conrad Waddington inventó el término «epigenético». Concibió el desarrollo y la herencia en términos de diálogo entre la información genética y el entorno.

En 1953, James Watson y Francis Crick describieron la estructura de la doble hélice de ADN en términos de cuatro letras del alfabeto genético. El ADN se reconoció totalmente como el soporte de la herencia.

A partir de 1980 empezó la revolución de la secuencia de los genes. La ciencia adopta la visión de que somos la suma de nuestras secuencias genéticas.

A partir de 1990, la investigación epigenética floreció. Los científicos descubrieron que nuestra composición biológica no está únicamente determinada por nuestra secuencia de ADN. La metilación del ADN y la modificación de las histonas son reconocidas como importantes factores de regulación de la actividad génica en interacción con el entorno.

Nota sobre la autora: entrevista con un periodista

¿Qué la llevó a escribir este libro?
Ha sido un largo camino. En el curso de mi carrera de investigadora en ciencias biológicas, tuve que participar en diferentes proyectos de investigación, particularmente sobre cáncer.

¿Qué tipo de proyecto?
Lo primero que me viene a la cabeza es una investigación sobre el melanoma humano (cáncer de piel). Los investigadores belgas descubrieron, en los años noventa, que las células cancerosas eran portadoras de proteínas particulares en su superficie, llamadas antígenas tumorales. Tuvieron la idea de implementar un programa de vacunaciones terapéuticas contra dichos antígenos que están en las células cancerosas.

¿Cómo se opera ese programa de vacunación?
Se inyecta al paciente los péptidos correspondientes al tipo de antígeno que haya en las células tumorales. El objetivo es

estimular su sistema inmunitario para destruir, específicamente, las células cancerosas. El tratamiento es específico porque las células sanas están desprovistas de los antígenos.

¿Es eficaz esa terapia?
La tasa de éxito fue particularmente baja. Recuerdo un estudio clínico (Marchand *et al.*, 1999; Zammatteo *et al.*, 2002) en el que 25 pacientes fueron vacunados y sólo 3 tuvieron una regresión completa del tumor. Esa baja tasa de éxito me sorprendió porque todos los pacientes eran «elegibles» para recibir ese tratamiento, de alta compatibilidad. A pesar de ello, la tasa de remisión fue muy baja. Debía haber, por tanto, otros factores que no se habían tenido en cuenta.

¿Ha participado en otros estudios?
Sí, sobre el cáncer de mama. El proyecto partió de la constatación de que el cáncer de mama ocasiona una mortalidad más elevada en Francia y en Bélgica que en el resto de países mediterráneos como Marruecos, Túnez o el Líbano. El programa quería comparar los perfiles genéticos de los cánceres de mama en los diferentes países para evaluar, fundamentalmente, los factores que determinan el buen o mal pronóstico. En dicho estudio, se tuvieron en cuenta factores del entorno como la alimentación, el tabaco o el alcohol.

¿Qué resultado tuvo ese estudio?
Poca cosa. Sólo se publicó un artículo (Chalabi *et al.*, 2008). Se supo que las mujeres de la cuenca mediterránea desarrollan cáncer de mama diez años más jóvenes que las mujeres centroeuropeas. Pero no se pudo demostrar ninguna corre-

lación entre los genes expresados por el tumor y los factores del entorno que se estudiaron.

¿Y qué hizo entonces?
En ese momento yo me encontraba en un impás profesional. Me preguntaba de todo sobre el sentido de las investigaciones biomédicas. Paralelamente, migrañas cada vez más frecuentes e intensas me llevaron a consultar especialistas médicos y paramédicos.

¿Cuál fue el resultado de los tratamientos?
Un neurólogo me hizo un escáner y no vio nada anormal. Los medicamentos antimigrañosos no me hacían nada. El primer tratamiento que me ayudó fue la acupuntura. Lo malo es que la mejora no duraba en el tiempo.

En su opinión ¿en qué la ayudó la acupuntura?
Esa aproximación energética propone la unión entre las perturbaciones biológicas y las emociones. Además, esta aproximación considera al paciente en su globalidad y no como un trozo de tejido aislado que hay que tratar.

¿La han ayudado otros tratamientos?
Poco tiempo después, me fui a la consulta de un terapeuta que me habían aconsejado. Había desarrollado una técnica terapéutica llamada Coherencia Somato-Psíquica© (CSP©), destinada a liberar los bloqueos inscritos en el organismo y que impiden el proceso natural de autocuración. Tras varias sesiones, las migrañas se fueron espaciando y disminuyendo en intensidad.

¿Las sigue sufriendo hoy día?
Puedo tener alguna de vez en cuando, pero no son significativas. Cuando me pasa, me pregunto sobre el estado emocional en que me encontraba justo antes de empezarla a sentir. La toma de conciencia es inmediata. Y si no lo es, consulto con un terapeuta para que me ayude a establecer relación.

¿Qué ha hecho tras el descubrimiento de la CSP©?
Convencida que las emociones juegan un rol fundamental en la evolución de las enfermedades y las dolencias, me formé en CSP© y en la actualidad soy terapeuta, otorgo una importancia primordial a las emociones y a su impacto sobre el organismo. Volviendo a pensar en los proyectos sobre el cáncer en los que participé en el pasado, pienso que no tuvimos en cuenta la dimensión emocional.

¿Hay estudios científicos que hablen de ello, actualmente?
Sí, es lo que me ha motivado a escribir este libro.

Bibliografía

BENSON *et al.* (1975): «Decreased premature ventricular contractions through use of the relaxation response in patients with stable ischemic heart-disease», *Lancet,* vol. 2, n.º 7931, pp. 380-382.

BERK (1996): «The Laughter-Immune Connection: New discoveries», *Humor & Health Journal,* vol. 5, n.º 5, pp. 1-5.

BOECKER *et al.* (2008): «The runner's high: opioidergic mecanisms in the human brain», *Cerebral Cortex,* vol. 18, n.º 11, pp. 2523-2531.

CARNEVALE *et al.* (2011): «Anxiolytic-like effect of Griffonia simplicifolia Baill. Seed extract in rats», *Phytomedicine,* vol. 18, n.º 10, pp. 848-851.

CHALABI *et al.* (2008): «Comparative clinical and transcriptomal profiles of breast cancer between French and Mediterranean patients show minor but significative biological difference», *Cancer Genomics Proteomics,* vol. 5, n.º 5, pp. 253-261.

CORNIU, M. (marzo 2010): «Nos états d'âme modifient notre ADN», *Science & Vie,* pp. 99-103.

COUSINS (1976): «Anatomy of an illness (as perceived by the patient)», *New England Journal of Medecine,* vol. 295, n.º 26, pp. 1458-1463.

CRANE *et al.* (2012): «Massage therapy attenuates inflammatory signaling after exercise induced muscle damage», *Sci. Transl. Med,* vol. 4, n.º 119, p. 119.

DAVIDSON *et al.* (2003): «Alteration in brain and immune funcion produced by mindfulness meditation», *Psychosomatic medicine,* vol. 65, n.º 4, pp. 564-570.

EPEL *et al.* (2004): «Accelerated telomere shortening in response to life stress», *PNAS,* vol. 101, n.º 49, pp. 17312-17315.

EPEL *et al.* (2006): «Cell aging in relation to stress arousal and cardiovascular disease risk factors», *Psychoneuroendocrinology,* vol. 31, n.º 3, pp. 277-287.

EPEL *et al.* (2009): «Can meditation slow rate of cellular aging? Cognitive stress, mindfulness and telomeres», *Ann. N.Y. Acad. Sci.,* vol. 1172, pp. 34-53.

ERNST *et al.* (1998): «Complementary therapies for depression: an overview», *Archives of General Psychiatry,* vol. 55, n.º 11, pp. 1026-1032.

FIELD *et al.* (1992): «Massage reduces anxiety in child and adolescent psychiatric patients», *J. Am. Acad. Child Adolesc., Psychiatry,* vol. 31, n.º 1, 1992, pp. 125-131.

FRANCIS *et al.* (1999): «Nongenomic transmission across generations of maternal behavior and stress responses in rat», *Science,* vol. 286, n.º 5442, pp. 1155-1158.

GARLAND *et al.* (2009): «The role of mindfulness in positive reappraisal», *Explore (NY),* vol. 5, n.º 1, pp. 37-44.

GELLHORN (1964): «Motion and emotion: the role of proprioception in the physiology and the pathophysiology of emotions», Psychological Review, vol. 71, pp. 457-472.

GOODFELLOW *et al.* (1983): «Ocytocin deficiency at delivery with epidural analgesia», *British of Obstetrics and Gynecology,* vol. 90, pp. 214-219.

HOFFMANN *et al.* (2000): «Virtual reality as an adjunctive pain control during burn wound care in adolescent patients», *Pain,* vol. 85, n.ºs 1-2, pp. 305-309.

JACOBS *et al.* (2010): «Intensive meditation training, immune cell telomerase activity and psychological mediator», *Psychoneuroendocrinology,* vol. 36, n.º 5, pp. 664-681.

JANSSEN, T.: *La solución está en ti: descubre el poder y la memoria emocional de tu cuerpo.* Martínez Roca, 2007.

JONES y FIELD (1999): «Massage and music therapies attenuate frontal EEG asymmetry in depressed adolescent», *Adolescence,* vol. 34, n.º 135, pp. 529-534.

KABAT-ZINN *et al.* (1992): «Effectiveness of a meditation — based stress reduction program in the treatment of anxiety disorders», *Am. J. Psychiatry,* vol. 149, n.º 7, pp. 936-943.

KANDEL, E. R.: *Cellular mechanisms of learning and the biological basis of individuality, Principles of Neural Science.* McGraw-Hill, New York, 2000.

KHASHAN *et al.* (2008): «Higher risk of offspring schizophrenia following antenatal maternal exposure to severe adverse life events», *Arch Gen Psychiatry,* vol. 65, n.º 2, pp. 146-152.

KIOSTERAKIS *et al.* (2009): «Long-Term Effects of Neonatal Handling on Mu-Opioid Receptor Levels in the Brain of the Offspring», *Developmental Psychobiology,* vol. 51, n.º 5, pp. 439-449.

KLINGLER, C. (29 marzo de 2012): «Épigénétique, l'hérédité au-delà des gènes: comment l'environnement modifie les chromosomes», *La Recherche,* n.º 463, pp. 39-54.

LABORIT, H.: *L'inhibition de l'action.* Masson, 1979.

LIN y SU (2007): «A meta-analytic review of double-blind, placebo-controlled trials of antidepressant efficacy of omega-3 fatty acids», *J. Clin,* vol. 68, n.º 7, pp. 1056-1061.

LIPTON, B.: *La biologie des croyances.* Ariane, 2006.

LUCIFERO *et al.* (2004): «Gen especific timing and epigenetic memory in oocyte imprinting», *Hum Mol Genet,* vol. 13, n.º 8, pp. 839-849.

LUMEY (1992): «Decreased birth weights in infants after maternal in utero exposure to the Dutch famine of 1944-1945», *Paediatric and Perinatal Epidemiology,* vol. 6, n.º 2, pp. 240-253.

LYKO *et al.* (2010): «The honey bee epigenomes: Differential Methylation of Brain DNA in Queens and Workers», *PLoS Biology,* vol. 8, n.º 11, e1000506, pp. 1-12.

LYNCH *et al.* (1974): «Effects of human contact on the heart activity of curarized patients in a shock-trauma unit», American Heart Journal, vol. 88, n.º 2, pp. 160-169.

MARCHAND *et al.* (1999): «Tumor regressions observed in patients with metastatic melanoma treated with an antigenic peptide encoded by gene MAGE-3 and presented bay HLA-A1», *Int. J Cancer,* vol. 80, n.º 2, pp. 219-230.

MAZZUCA *et al.* (2011): «Newborn analgesia mediated by oxytocin during delivery», *Frontiers in cellular neuroscience,* vol. 5, n.º 3, pp.1-5.

MCGOWAN *et al.* (2009): «Epigenetic regulation of the glucocorticoid receptor in human brain associates with childhood abuse», *Nature Neuroscience,* vol. 12, n.º 3, pp. 324-348.

MEHL-MADRONA *et al.* (2010): «Micronutriments versus standard medication management in autism: a naturalistic case-control study», *Journal of child and adolescent psychopharmacology,* vol. 20, n.º 2, pp. 95-103.

MORONE *et al.* (2008): «"I felt like a new person". The effects of mindfulness meditation on older adults with chronic pain: qualitative narrative analysis of diary entries», *J. Pain,* vol. 9, n.º 9, pp. 841-848.

NESTLER, E. (mayo de 2012): «Des interrupteurs cachés dans le cerveau», *Pour la Science,* n.º 415, pp. 50-57.

— (octubre-diciembre 2013): «Le cerveau modelé par l'environnement», *Pour la Science,* n.º 81, pp. 98-103.

OBERLANDER *et al.* (2008): «Prenatal exposure to maternal depression, neonatal methylation of human glucocorticoid receptor gene (NH3C1) and infant cortisol stress responses», *Epigenetics,* vol. 3, n.º 2, pp. 97-106.

PAVLOV, I. P.: *Los reflejos condicionados.* Morata, 1997.

PERROUD *et al.* (2011): «Increased methylation of glucocorticoid receptor gene (NH3C1) in adults with a history of childhood maltreatment: a link with the severity and type of trauma», *Transl, Psychiatry,* vol. 1, n.º 12, pp. 59.

PERT, C.: *Molecules of emotion. Why do you feel the way you feel.* Scribner, 2007.

PUTERMAN *et al.* (2010): «The power of exercice: buffering the effect of chronic stress on telomere length», *Plos One,* vol. 5, n.º 5, e10837, pp. 1-6.

RADTKE *et al.* (2011): «Transgenerational impact of intimate partner violence on methylation in the promoter of the glucocorticoid receptor», *Transl. Psychiatry,* vol. 1, e21.

Rahm *et al.* (2002): «Plasma oxytocin levels in women during labor with or without epidural analgesia: a prospective study», *Acta Obstet. Gynecol. Scand.,* vol. 81, n.º 11, pp. 1033-1039.

Rosier, F. (14 de abril de 2012): «L'épigénétique, une hérédité sans ADN», *Le Monde,* pp. 4-5.

Schützenberger A. A.: *¡Ay, mis ancestros!* Omeba, 2006.

Selye H.: *The stress of life.* Nueva York: McGraw-Hill, 1978.

Szyf *et al.* (2005): «Maternal programming of steroid receptor expression and phenotype through DNA methylation in the rat», *Frontiers in Neuroendocrinology,* vol. 26, n.ᵒˢ 3-4, pp. 139-162.

Teasdale *et al.* (2000): «Prevention of relapse/recurrence in major depression by mindfulness based cognitive therapy», *Journal of Consulting and Clinical Psychology,* vol. 68, n.º 4, pp. 615-623.

Tobi *et al.* (2009): «DNA methylation differences after exposure to prenatal famine are common and timing and sex specific», *Hum. Mol. Genet.,* vol. 18, n.º 21, pp. 4046-4053.

Tyrka *et al.* (2012): «Childgood Adversity and Epigenetic Modulation of the Lukocyte Glucocorticoid Receptor: Preliminary Findings in Healthy Adults», *Plos One,* vol. 7, n.º 1, e30148, pp. 1-8.

Weaver *et al. (2004):* «Epigenetic programming by maternal behavior», *Nature Neuroscience,* vol. 7, n.º 8, pp. 847-854.

— (2007): «The transcription factor nerve growth factor-inducible protein A mediates epigenetic programming altering epigenetic marks by immediate-early genes», *The Journal of Neuroscience,* vol. 27, n.º 7, pp. 1756-1768.

WILKINSON *et al.* (2009): «Imipramine treatment and resiliency exhibit similar chromatin regulation in the mouse nucleus accumbens in depression models», *J Neurosci.*, vol. 29, n.º 24, pp. 7820-2832.

WILLIAMS, TEASDALE, SEGAL y KABAT-ZINN: *Vencer la depresión.* Paidós Ibérica, 2010.

ZAMMATTEO *et al.* (2002): «DNA microarray to monitor the expression of MAGE-A genes», *Clin. Chem.,* vol. 48, n.º 1, pp. 25-34.

Índice